i Hope

Cases of Digestive Tract Tumors

消化道肿瘤内科
病例精析

主审　胡文庆

荣誉主编　陈锦华

主编　赵　军　杨牡丹　秦海峰

中国科学技术出版社

·北　京·

图书在版编目（CIP）数据

消化道肿瘤内科病例精析 / 赵军，杨牡丹，秦海峰主编 . —北京：中国科学技术出版社，2023.8

ISBN 978-7-5236-0130-3

Ⅰ . ①消… Ⅱ . ①赵…②杨…③秦… Ⅲ . ①消化系肿瘤 - 病案 - 分析 Ⅳ . ① R73

中国国家版本馆 CIP 数据核字（2023）第 051138 号

策划编辑	宗俊琳　王　微
责任编辑	王　微
文字编辑	方金林　张　龙
装帧设计	华图文轩
责任印制	李晓霖

出　　版	中国科学技术出版社
发　　行	中国科学技术出版社有限公司发行部
地　　址	北京市海淀区中关村南大街 16 号
邮　　编	100081
发行电话	010-62173865
传　　真	010-62179148
网　　址	http://www.cspbooks.com.cn

开　　本	710mm×1000mm　1/16
字　　数	194 千字
印　　张	14.5
版　　次	2023 年 8 月第 1 版
印　　次	2023 年 8 月第 1 次印刷
印　　刷	北京盛通印刷股份有限公司
书　　号	ISBN 978-7-5236-0130-3/R · 3055
定　　价	149.00 元

编著者名单

主　　审　　胡文庆　长治医学院附属长治市人民医院

荣誉主编　　陈锦华　长治医学院附属长治市人民医院

主　　编　　赵　军　长治医学院附属长治市人民医院

　　　　　　杨牡丹　山西省肿瘤医院

　　　　　　秦海峰　中国人民解放军总医院第五医学中心

副主编　　杜云毅　长治医学院附属长治市人民医院

　　　　　　张晓玲　长治医学院附属长治市人民医院

　　　　　　刘晓玲　山西省肿瘤医院

　　　　　　路　静　郑州大学

编　　者　　（以姓氏汉语拼音为序）

　　　　　　白育青　蔡琳琳　常红霞　冯惠枝　高　峻

　　　　　　高杨军　关丽霞　贾喜堂　雷俊梅　李　静

　　　　　　李静怡　李　力　李玮玲　李　翔　栗书元

　　　　　　刘　波　刘　娟　卢宏霞　吕彩霞　马　宁

　　　　　　裴雅君　申国彦　史敏敏　王贝贝　王　卉

　　　　　　王　琦　王　瑜　徐　舟　闫慧军　杨　波

　　　　　　杨　伟　原　琦　岳丽丽　张素珍　张占军

　　　　　　赵永建

内容提要

消化道肿瘤是我国的高发肿瘤，临床治疗效果差。目前，国内外有关消化道肿瘤的临床研究相对较少，规范治疗的依据难以满足临床需求。本书通过收集平时在临床实践工作中遇到的真实病例，按照食管恶性肿瘤、胃恶性肿瘤、肝胆恶性肿瘤和肠恶性肿瘤四大类型，筛选出消化道肿瘤典型病例及疑难病例四十余例，以典型病例为切入点，深入认识消化道肿瘤的病因、发生发展、临床特点、诊疗过程、预后随访，将知识点串联并形成完整的知识体系。书中所述着重突出了场景化，有助于广大医生、医学生结合实践提升诊疗能力。

序

很高兴看到赵军教授、杨牡丹教授和秦海峰教授主编的《消化道肿瘤内科病例精析》一书出版。书中收集了四十余例消化道肿瘤临床案例，详细介绍了患者的诊断过程、病理、影像检查，以及诊断治疗依据与分析，有些还是临床少见甚至罕见的类型，不仅介绍了成功的诊断治疗案例，还介绍了在诊断治疗中先驱者走过的弯路，如实反映了临床诊疗实践中的复杂过程，以及经验与教训。本书是临床医生在工作中收集总结的经治病例集合，是一部经典的病例汇编，不仅能给年轻医生和临床一线工作者提供借鉴和参考，也有助于编者回顾并提升自身的临床经验。

临床上，我们收治的每一例肿瘤患者，其情况都是复杂且独具个体化特点的。虽然我们有很多更新的诊疗指南，但还远远不能满足临床需求，因此需要多学科协作讨论，然后根据患者的具体情况制订合适的治疗决策及治疗安排。治疗过程中还需要根据患者的病情变化、不良反应等作出调整，这是一个非常复杂的过程，路径直白的指南难以满足每一个患者的情况。由于医院和团队的不同，当地的医疗条件和患者的经济状况不同，个人和家庭意愿，以及一些个人的认识和经验不同，医生最后做出的决定也大不相同，书中翔实记录了患者按照医生给出的治疗意见治疗后获得的效果，这将有助于我们审视相关的医疗判断。

消化道肿瘤是我国的高发肿瘤，尤其是上消化道肿瘤，高发且治疗效果差。消化道肿瘤临床案例分析相对较少，我们强调的规范治疗依据目前还不能满足临床需求。看到书中介绍了参与临床新药研究的病例，我甚感欣慰，只有根据临床的需求和问题，做出更多的研究，才有可能更好地解决临床困惑，进而实现规范治疗。

此外，书中呈现的一些罕见肿瘤或病理类型少见的肿瘤，对我们的临床实践有很重要的参考、借鉴及学习价值。只要我们不断总结和分析，我相信我国的消化道肿瘤综合治疗水平会越来越高。再次感谢所有编者的付出与分享。

北京大学肿瘤医院副院长、消化肿瘤内科主任
北京市肿瘤防治研究所副所长
中国抗癌协会胃癌专业委员会副主任委员兼秘书长

前　言

　　随着肿瘤学的迅猛发展，恶性肿瘤的治疗已发展成多学科协作的综合治疗模式。面对肿瘤内科患有多种复杂疾病的患者群体，为适应新形势下的教学要求和临床实践需求，如今急需培养出一批基础厚、能力强、素质高的肿瘤内科专科医师。然而，传统的教学方法以老师为中心，以课堂讲授为主要形式，极大制约了学生运用理论来解决实际问题的能力，而且易与临床脱节，不利于医学生向医师模式的转换。由此看来，临床教学面临的考验日益严峻，传统教学方法已无法满足医学生的求知需求。

　　一个好的教学案例常常令人经久难忘、终身受益。因此，建立具有代表性、典型性、高质量的真实病例库，对于培养高素质的肿瘤内科专科医师就显得至关重要。我们在平时临床实践工作中收集了大量真实病例，从中精心筛选出四十余例消化道肿瘤典型病例及疑难病例，以具体病例为切入点，通过详细阐释各种疾病的病因、发生发展、临床特点、诊疗过程及预后随访，将相关知识点由点到面地串联起来，以帮助读者形成系统牢固的知识体系。我们尝试教学双向互动形式，增加学生学习的积极性，提升学生运用书本知识解决实际问题的能力。

　　最后，非常感谢北京大学肿瘤医院沈琳教授为本书作序，感谢胡文庆教授作为本书主审给予的指导，感谢提供病例的所有同仁，感谢长治医学院附属长治市人民医院及长治医学院的大力支持，感谢中国科学技术出版社在本书出版过程中给予的帮助。

赵　军　杨牡丹　秦海峰

目　录

第1章
食管恶性肿瘤

一、食管癌二线三药联合治疗病例

【病例概述】

患者，男性，50岁，因进食哽噎3个月余，于2019年10月就诊于当地医院。身高176cm，体重70kg，既往体健。患者母亲、姐姐患食管癌，哥哥患肺癌。2019年10月24日于当地医院行电子胃镜检查（图1-1），示距门齿36～41cm处见不规则肿物生长，表面溃烂不平。病理检查提示食管下段鳞状细胞癌（未做免疫组化）。2019年10月27日至2019年11月17日于当地医院应用"紫杉醇酯质体＋奈达铂"方案全身化疗2周期（紫杉醇酯质体120mg于第1天和第8天应用；奈达铂40mg于第2天、第3天和第4天使用，每3周为1周期）。患者在一线治疗后进展，症状加重，表现为基本不能进食、消瘦、咳嗽、咳痰、

气短、端坐呼吸、胸痛和颜面部水肿。

【诊断】

患者于2019年12月10日入住我科。予以下检查：① 2019年12月17日行上消化道造影（图1-2），示食管胸下段管壁僵硬，管腔狭窄，扩张受限，对比剂通过不畅，黏膜中断破坏，局部可见不规则充盈缺损及龛影，病变长约2.6cm。食管胸中段外压改变。所见符合食管胸下段癌表现。② 2019年12月12日行CT检查（图1-3），提示食管胸中段管壁团块样增厚（最大截面积大小约6.2cm×4.9cm），考虑食管癌。③ 2019年12月16日行胃镜检查（图1-4），示距鼻尖33～45cm的食管下段可见不规则隆起，黏膜糜烂，覆黄白苔，僵硬，质脆，钳取易出血。内镜下经导丝置入15号营养管，过程顺利，注水通畅。镜下诊断为食管癌，行内镜下营养管置入术。食管病理活

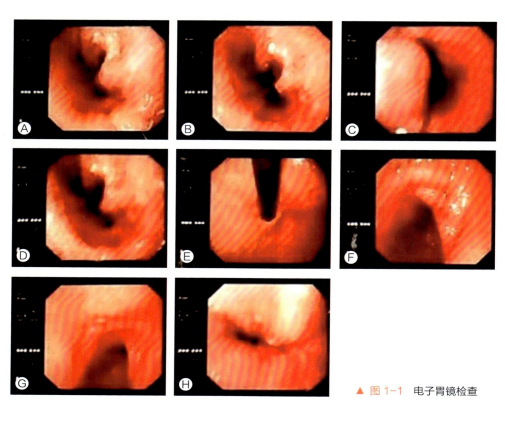

▲ 图 1-1　电子胃镜检查

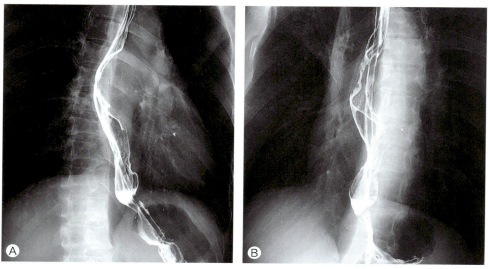

▲ 图 1-2　上消化道造影（2019 年 12 月 17 日）

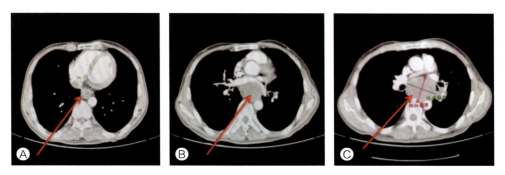

▲ 图 1-3　CT 检查（2019 年 12 月 12 日）

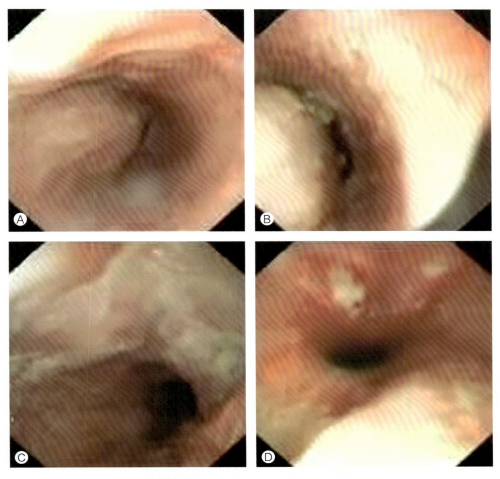

▲ 图 1-4　胃镜检查（2019 年 12 月 16 日）

检示鳞状上皮重度异形增生，考虑癌变。检查后给予抗感染（左氧氟沙星和头孢他啶）和营养支持治疗。

【治疗】

1. 药物治疗

参考 2019 版 CSCO 食管癌诊疗指南（表 1-1），患者于 2019 年 12 月 18 日开始应用"替吉奥＋阿帕替尼＋卡瑞利珠单抗"方案治疗 6 周期（替吉奥 60mg，每天 2 次，第 1～14 天应用，每 3 周为 1 周期；阿帕替尼 250mg，每天 1 次；卡瑞利珠单抗 200mg，第 1 天应用，每 3 周为 1 周期）。

(1) 疗效评价为 PR。复查上消化道造影（图 1-5），提示第 3 周期和第 6 周期治疗后食管癌病变较前好转。胸部 CT 见图 1-6 至图 1-8。PET/CT 检查示中段食管管壁略增厚，管腔略

表 1-1　2019 版 CSCO 食管癌诊疗指南（二线及以上治疗）

分　层	I 级专家推荐	II 级专家推荐	III 级专家推荐
PS=0～1 分	• 氟尿嘧啶＋伊立替康（2A 类证据） • 伊立替康＋替吉奥（2A 类证据） • Her-2 阳性腺癌，如果铂类治疗失败且既往未应用过曲妥珠单抗，则建议曲妥珠单抗联合紫杉醇（1A/2A 类证据）	• 安罗替尼（仅对食管鳞癌）（2A 类证据） • 阿帕替尼（对食管腺癌和食管胃交界处腺癌，1A 类证据）（对食管鳞癌，2B 类证据）	• 多西他赛＋顺铂（2B 类证据） • 纳武利尤单抗或帕博利珠单抗（2B 类证据）
PS ≥ 2 分	• 多西他赛单药（1A 类证据） • 紫杉醇单药（1A 类证据） • 伊立替康单药（1A 类证据）		

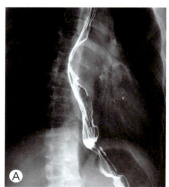
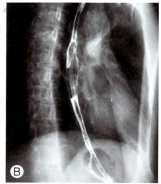
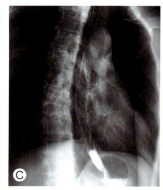

▲ 图 1-5　复查上消化道造影

A. 2019 年 12 月 17 日上消化道造影；B. 2020 年 3 月 2 日上消化道造影；C. 2020 年 6 月 11 日上消化道造影

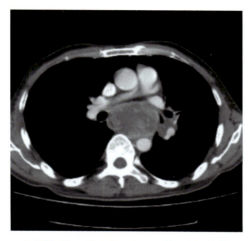

▲ 图 1-6　CT 检查（2019 年 12 月 12 日）

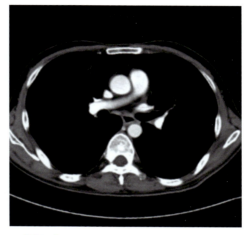

▲ 图 1-8　CT 检查（2020 年 5 月 12 日，第 6 周期后）

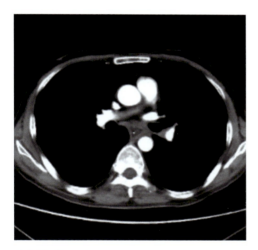

▲ 图 1-7　CT 检查（2020 年 3 月 1 日，第 3 周期后）

狭窄，符合治疗后改变，建议胃镜检查；纵隔及左肺门多发高密度淋巴结影，符合治疗后改变；脂肪肝；双侧桥本甲状腺炎（？）；肺气肿；前列腺内陈旧性病变。

(2) 不良反应：免疫检查点抑制药相关性甲状腺功能亢进（患者甲状腺功能变化见表 1-2）。患者诉有心悸，参考 2019 年 CSCO 免疫检查点抑制药相关毒性指南（表 1-3），判断为内分泌毒性甲状腺功能亢进 G2 级，短暂口服普萘洛尔治疗后患者心悸症状改善，第 6 周期抗肿瘤治疗后复查甲状腺功能基本恢复正常。

2. 手术治疗

患者于 2020 年 6 月 16 日行手术治疗。术后送检食管一段 + 部分胃切除标本，大体（图 1-9）可见食管切除段长 13cm，临床已沿一侧壁打开，周径 4cm，距上切缘 9cm 可见一黏膜粗糙区，范围为 2cm×1cm，相连胃组织大小为 6cm×3cm×3cm，黏膜面

表 1-2　甲状腺功能变化

指　标	参考值	第 4 周期后 （2022 年 3 月 20 日）	第 5 周期后 （2022 年 4 月 10 日）	第 6 周期后 （2022 年 05 月 13 日）
血清 TSH（μU/ml）	0.27～4.2	0.01 ↓	＜ 0.01 ↓	2.42
血清 T_4（nmol/L）	66～181	281.00 ↑	245.70 ↑	120.60
血清 FT_4（pmol/L）	12～22	49.72 ↑	30.37 ↑	12.31
血清 FT_3（pmol/L）	3.1～6.8	8.18 ↑	7.13 ↑	4.04
血清 TG（μg/L）	3.5～77	276.10 ↑	157.90 ↑	108.80 ↑

TSH. 促甲状腺激素；T_4. 甲状腺素；FT_4. 游离甲状腺素；FT_3. 游离 3,5,3'- 三碘甲腺原氨酸；TG. 血清甲状腺球蛋白

表 1-3　甲状腺功能亢进的分级及推荐治疗方案

分　级	描　述	Ⅰ级专家推荐	Ⅱ级专家推荐
G1	无症状：只需临床或诊断性观察；暂无须治疗	• 继续 ICI 治疗，如果有症状，普萘洛尔、美托洛尔或阿替洛尔口服缓解症状 • 4～6 周后复查 TFT：如果已经缓解，不需要进一步治疗；如果 TSH 仍然低于正常值，FT_4/总 T_3 升高，建议行 4h 或 24h 摄碘率以明确是否有甲状腺功能亢进或毒性弥漫性甲状腺肿（Graves 病）等	甲状腺功能亢进通常会发展为甲状腺功能减退，检测血清 TSH 水平，如果 TSH ＞ 10μU/ml，则开始补充甲状腺素
G2	有症状：需要给予甲状腺激素抑制治疗；影响使用工具性日常生活活动		
G3	严重症状：个人自理能力受限；需要住院治疗		
G4	危及生命：需要紧急干预		

TSH. 促甲状腺激素；FT_4. 游离甲状腺素；T_3. 3,5,3'- 三碘甲腺原氨酸

未见明显异常（病变广泛取材）。

　　患者食管的一段切除标本（化疗、免疫治疗后）（图 1-10）行病理检查。病理可见：①食管局灶鳞状上皮缺失，局灶鳞状上皮低级别上皮内瘤变，黏膜下层及固有肌层炎细胞浸润，固有肌层内见钙化、多核巨细胞反应；②上、下切缘未见明显异常；③部分胃组织黏膜慢性炎；④淋巴结示反应性增生，食管旁 1 枚，腹腔干 2 枚，贲门旁 1 枚，隆突下 2 枚，肝动脉旁 1 枚，右喉返神经旁 1 枚，胃左 2 枚；⑤左喉返神经旁可见良性囊肿，囊壁内衬假复层纤毛柱状上皮，考虑支气管源性囊肿。

【总结】

　　患者确诊后的治疗过程：①一线

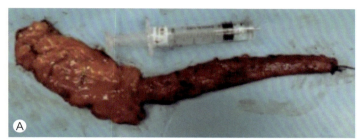

◀ 图 1-9　术后大体图片

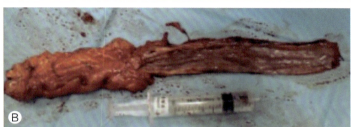

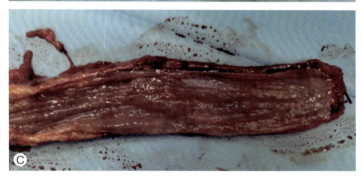

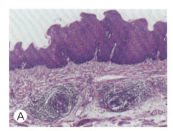 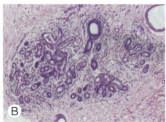 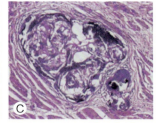

▲ 图 1-10　术后病理图片

治疗，"紫杉醇酯质体＋奈达铂"（PD）2 周期；②二线治疗，"替吉奥＋阿帕替尼＋卡瑞利珠单抗"（pCR）6 周期。

该患者一线治疗进展后，症状较重，需快速缩瘤缓解症状，故选用了较强的三药联合方案，取得良好疗效。在治疗过程中出现了不良反应：①一过性血压升高；②甲状腺功能亢进。治疗过程的不足之处是未做甲状腺功能基线评估。

从本例患者的诊治过程来看，单纯化疗、靶向单药和免疫单药治疗获益均有限，联合治疗方式可以改变肿瘤微环境，增加肿瘤的免疫原性，协同增效。需关注免疫联合抗血管靶向（TKI）治疗安全性管理（出血、穿孔、食管瘘和免疫相关不良反应）。

（常红霞　吕彩霞　杨牡丹）

二、巨大溃疡型食管癌放疗病例

我国是食管癌高发国家，发病率有明显的地域差异，在我国的河南、山西、河北三省交界的太行山南侧地区发病率在 100/10 万以上。溃疡型食管癌在放疗中敏感性低、治疗效果差。本院收治巨大溃疡型食管癌 1 例，现分享如下。

【病例概述】

患者，男性，65 岁，农民。因吞咽哽噎伴背困 2 个月余，于 2019 年 2 月 18 日入院。既往脑梗死 2 年，肢体活动可，生活可自理。PS 评分为 2 分。

【诊断】

1. 辅助检查

(1) 胃镜检查：食管距门齿 35～38cm 处见环周溃疡型肿物，硬、脆、触血明显，管腔中度狭窄。提示为食管癌。病理检查报告为食管低分化鳞状细胞癌。

(2) 食管造影（图 1-11）：食管中段可见明显充盈缺损影及龛影，长度为 7cm。造影诊断印象为食管癌合并巨大溃疡，穿孔不除外。

(3) 胸部增强 CT（图 1-12）：食管中下段壁增厚、管腔偏心伴溃疡形成，心包及降主动脉受侵犯，病灶最大径为 7.5cm。增强 CT 诊断印象为符合食管癌 CT 表现，纵隔淋巴结增大。

2. 非手术分期

患者 TNM 分期为 $T_4N_1M_0$。鉴于非手术治疗食管癌患者不适于进行国际 TNM 分期，本院采用 2005 年 4 月 2 日在石家庄市召开的第四届全国食管癌放射治疗研讨会上制订的以病变长度、向外侵犯程度及转移情况为依据的非手术治疗食管癌作为临床分期标准。该分期标准由广州医科大学附属肿瘤医院薛兴阳教授于 2010 年 10 月、河北医科大学么伟楠教授于 2016 年 8 月先后进行了完善与改进。

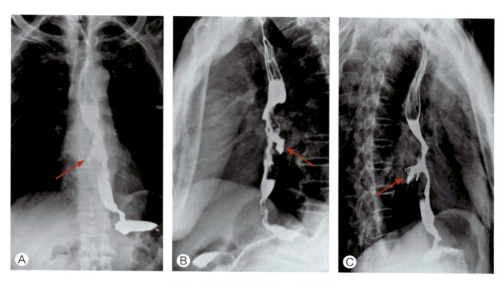

▲ 图 1-11　治疗前食管造影检查

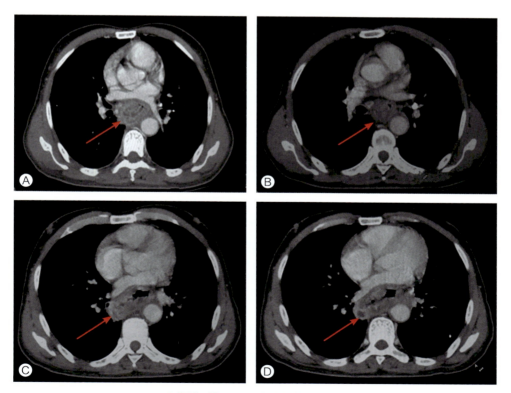

▲ 图 1-12　治疗前胸部增强 CT 检查

3. 多学科讨论

(1) 影像科：根据患者造影检查结合胸部 CT 表现，食管癌诊断明确。由于局部肿瘤较大伴坏死明显致使肿瘤表面及中间坏死脱落形成龛影，CT 显示无窦道及腔外异物或窦腔形成，考虑局部肿瘤伴巨大溃疡形成。

(2) 胃肠外科：患者胸部及纵隔 CT 显示局部肿瘤较大并伴有心包及大血管受侵犯，不考虑外科手术切除。

(3) 肿瘤内科：患者为初始不可切除食管癌患者，PS 评分一般（2 分），生物学行为不良，局部溃疡形成明显，具有穿孔风险，建议目前按标准量进行减量化疗相对稳妥。

(4) 肿瘤放疗科：放疗治疗晚期食管癌是最佳选择之一，食管癌合并局部溃疡进行放疗需要考虑局部形成瘘的可能，但多数患者在鼻饲后予高营养、抗感染治疗加同步放疗后食管癌可得到改善，并可使局部溃疡好转甚至消失。本例患者食管癌属于合并巨大溃疡，较易形成食管瘘，故同意内科意见，可优先考虑化疗然后根据复查情况再行放疗或同步放化疗。

家属意见：患者体质一般且既往有脑梗死，化疗恐难于耐受，拒绝接受化疗。

【治疗】

1. MDT 后治疗方案（表 1-4）

诊断明确后，给予患者鼻饲营养管置入，高蛋白、高维生素等鼻饲营养。配合静脉联合局部抗炎、抗溃疡等支持治疗。行同步常规加速器放疗

表 1-4　2019 版 CSCO 诊疗指南推荐等级

临床分期	分层	Ⅰ级专家推荐	Ⅱ级专家推荐	Ⅲ级专家推荐
$T_{1b\sim4b}N_0M_0$ $T_{1\sim4b}N_+M_0$	PS=0~1 分	• 根治性同步放化疗（1A 类证据） • 化疗 + 放疗（腺癌推荐，2A 类证据） • 化疗（腺癌推荐，2A 类证据）	根治性放疗（不能耐受同步放化疗）（2A 类证据）	根治性同步放化疗联合靶向治疗（3 类证据）
（包括不可切除、有手术禁忌证或拒绝手术）	PS=2 分	最佳支持治疗 / 对症处理（2A 类证据）可通过营养支持、内置支架等方法改善营养状况，缓解出血、梗阻或疼痛等症状，待一般状态好转后考虑综合治疗	• 化疗（2B 类证据） • 姑息性放疗（2B 类证据）	

剂量减量放疗。外放疗一定时间后及时复查食管造影，根据溃疡好转情况，为改善局部乏氧肿瘤对外照射 X 线敏感性一般的情况，适时补充中子后装治疗。

2. 治疗经过

给予患者介入下胃肠营养管置入，鼻饲加强饮食。食管中段病变行常规分割直线加速器放疗（DT 180cGy，每周 4 次）。复查食管造影龛影缩小甚至消失后给予 ^{252}Cf 中子后装腔内放射治疗（图 1-13），参考点设在源外 10mm 处，每次 300cGy，食管病变部位黏膜表面剂量 ≤ 600cGy，每周 1 次。配合深部热疗（SR-1000-2 型），肿瘤深部调温至 42～42.5℃，控温时间每次 50min，每周 2 次。右侧仰卧位交替含服庆大霉素每次 8 万 U，每天 2 次，康复新液每次 15ml，每天 3～4 次。全身营养支持治疗。

放疗至 DT 2160cGy 时，复查食管造影（图 1-14），见局部明显改善，龛影减小，对比入院时食管造影显示食管溃疡面明显缩小。

拔除胃肠营养管，严格全流质饮食，停用庆大霉素，右侧仰卧位继续含服康复新液每次 15ml，每天 3～4 次。

继续加速器放疗，DT 4320cGy 时再次复查食管造影（图 1-15），见原食管溃疡完全愈合。

3. 治疗结束

患者于 2019 年 4 月 24 日治疗全

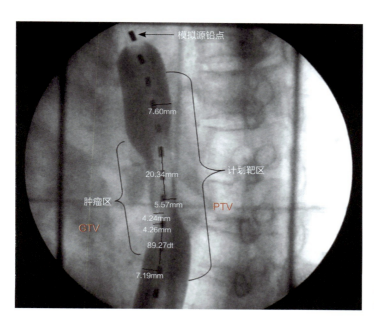

◀ 图 1-13 后装治疗插置施源器定位图

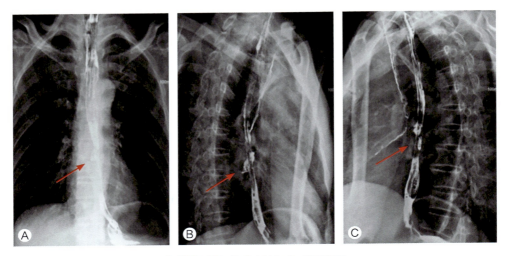

▲ 图 1-14　放疗 2160cGy 造影复查

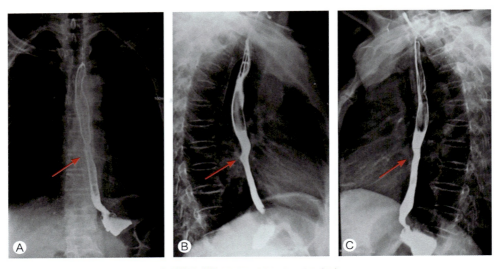

▲ 图 1-15　放疗 4320cGy 造影复查

部结束。外照为 DT 5400cGy。内照为锎 -252 中子腔内后装腔内放射治疗共 3 次，参考点剂量为每次 300cGy，总量为 900cGy。胸部热疗共 10 次。食管局部继续口服康复新液。

治疗前后食管造影检查对比分别见图 1-16 至图 1-18。

【出院后情况】

患者于 2019 年 9 月 9 日复查，情况良好，半流质饮食。食管造影吞咽

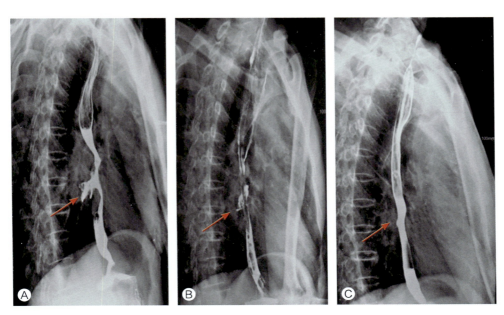

▲ 图 1-16　放疗造影检查对比
A. 治疗前；B. 治疗中；C. 治疗后

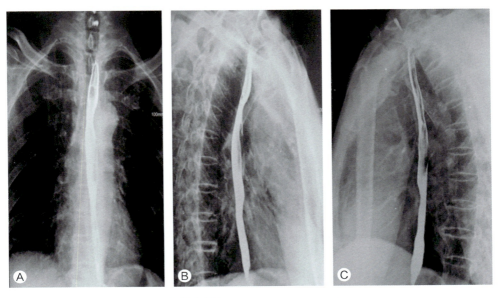

▲ 图 1-17　治疗后 1 个月造影复查

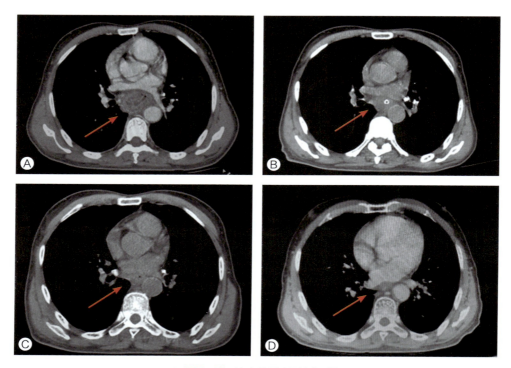

▲ 图 1-18　治疗前后 CT 检查对比
A. 治疗前；B. 治疗中；C. 治疗后；D. 治疗后 1 个月

通畅。发现右侧锁骨上区淋巴结肿大。拟行同步放化疗巩固，患者拒绝，给予右锁区肿大淋巴结放疗 DT 64Gy 后出院。院外口服阿帕替尼 250mg/d。进入恶性肿瘤治疗后随访。

患者于 2020 年 4 月 16 日因"肝脏多发转移""双侧胸腔大量积液"再次入院，仅行姑息对症治疗 5 天后放弃治疗出院，半个月后全身衰竭去世。

【总结】

食管癌主要起源于食管黏膜，可侵犯食管壁上、下、内、外，其增殖速度与分化程度等多种因素有关。溃疡型食管癌 X 线分型占比为 7%，易穿孔、出血，多以手术为主，因局部坏死明显，被认为对放化疗敏感性一般。

本病例考虑肿瘤主要向腔内扩展，生长快，血管血供形成慢，致使肿瘤中心坏死、糜烂、脱落，且因生成大于丢失，形成了食管腔内肿瘤合并巨大溃疡的情况，而非向食管壁外侵犯、穿凿，这可能是虽为巨大溃疡但未穿孔的重要原因。本类病例易被误诊为局部穿孔，所以在诊断方面须结合造影、CT、胃镜及临床表现等谨慎判断，以便更有利于确定恰当的治疗方案。

本病例采用常规低剂量分割外照射配合具有高 LET、高 RBE 和低 OER 特点的锏中子腔内放疗及高营养、抗炎、抗溃疡等支持治疗，取得较好疗效，获得较好生活质量，所以针对每个病例的特点，应在参考相关指南的基础上寻求适合该病例的最佳治疗方法。

（贾喜堂　刘　波）

三、晚期食管癌癌痛治疗病例

【病例概述】

患者，男性，56 岁，食管癌放疗后 5 个月余，腰骶部疼痛 1 个月余加重 2 周入院。患者于 2017 年 12 月因进行性进食吞咽困难，就诊当地县医院，行胃镜检查示食管癌，距离门齿 20～26cm；2018 年 1 月 9 日病理示食管鳞状细胞癌，于 2018 年 1 月 15 日开始行食管根治性放疗 DT 7000cGy/35F。入院时 PS 评分为 2 分，NRS 疼痛评分为 8 分。2018 年 8 月 21 日腹部 CT（图 1-19）示腹膜后淋巴结转移，侵犯血管、软组织及 L_2 椎体（PD）。

【诊断】

患者入院后诊断为：①食管中上段鳞癌放疗后（$cT_xN_xM_1$，Ⅳ 期），腹膜后淋巴结转移，L_2 椎体转移；②癌性疼痛（肿瘤因素导致）（重度疼痛，混合型疼痛）。

【治疗】

患者于 2018 年 8 月 23 日开始 1

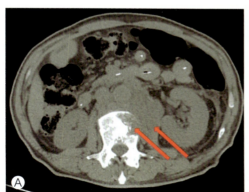
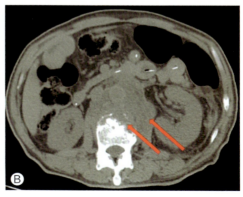

▲ 图 1-19　腹部 CT（2018 年 8 月 21 日）

周期紫杉醇 175mg/m² 静脉注射（第 1 天应用）＋奈达铂 80mg/m² 静脉注射（第 1 天应用），每 21 天重复。2018 年 8 月 28 日患者出现饮水及进食呛咳症状，行上消化道造影示食管 - 气管瘘，故给予空肠营养管置入，鼻饲饮食。

由于家庭原因患者本人拒绝继续化疗，建议行腹膜后肿块放疗，患者拒绝，仅要求给予姑息对症镇痛治疗。

1. 癌痛评估

患者疼痛原因为肿瘤转移累及骨、软组织、腹膜后神经丛受压所致；机制为混合型疼痛。疼痛时间持续 1 个月余，进行性加重 10 余天，呈腰骶部持续性麻木样痛。NRS 疼痛评分为 8 分（重度）难以入睡，不能平卧（被动体位）。

疼痛评估方法有 NRS 疼痛评分（图 1-20）、VAS 面部表情量表评分（图 1-21）、VRS 主诉简易分级评分（图 1-22）三种。

2. 癌痛滴定

图 1-23。

3. 癌痛治疗

(1) 阿片耐受患者剂量换算

目前用药：羟考酮缓释片（奥施康定）60mg，每 12 小时 1 次→分析：60×2=120mg（口服羟考酮）=240mg（口服吗啡）。

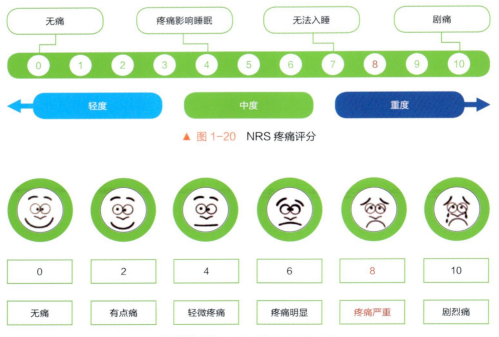

▲ 图 1-20　NRS 疼痛评分

▲ 图 1-21　VAS 面部表情量表评分

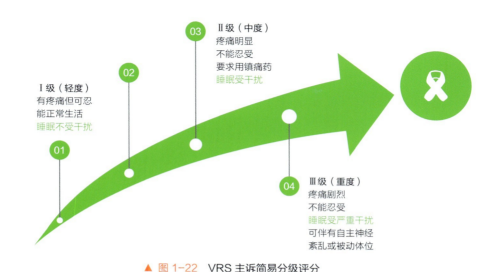

▲ 图 1-22　VRS 主诉简易分级评分

03
Ⅱ级（中度）
疼痛明显
不能忍受
要求用镇痛药
睡眠受干扰

02

Ⅰ级（轻度）
有疼痛但可忍
能正常生活
睡眠不受干扰

01

04
Ⅲ级（重度）
疼痛剧烈
不能忍受
睡眠受严重干扰
可伴有自主神经
紊乱或被动体位

简化滴定：奥施康定

38% 药物即时

62% 药物控释

10mg 奥施康定 1h 释放 ≈ 吗啡 5.7～7.6mg

1h

10～20mg 起始剂量 ≈ 吗啡片 5～15mg

12h

1h 快速起效

符合 NCCN 阿片类药物滴定原则

▲ 图 1-23　癌痛滴定

患者滴定如下：① 2018 年 8 月 21 日予奥施康定 20mg，每 12 小时 1 次；坐位、站立位行走时 NRS 疼痛评分为 2 分，卧位时 NRS 疼痛评分为 5 分。夜间睡眠暴发痛 6 次，暴发痛时给予吗啡片 10mg 口服。② 2018 年 8 月 22 日予奥施康定 40mg，每 12 小时 1 次；NRS 疼痛评分为 4～5 分，夜间可入睡，联合乳果糖 15ml，每天 3 次；氟哌噻吨美利曲辛片（黛力新），1 片，每天 2 次。暴发痛 3～4 次，暴发痛时给予吗啡片 20mg 口服。③ 2018 年 8 月 23 日予奥施康定 60mg，每 12 小时 1 次；NRS 疼痛评分为 3 分，夜间可入睡，联合乳果糖 15ml，每天 3 次；黛力新，1 片，每天 2 次，加用塞来昔布 0.2g，每天 2 次。暴发痛 3 次，暴发痛时给予吗啡片 20mg 口服。④ 2018 年 8 月 26 日予奥施康定 60mg，每 12 小时 1 次；NRS 疼痛评分为 5～6 分，暴发痛 7 次，每次暴发痛给予吗啡注射液 10mg，皮下注射。⑤ 2018 年 8 月 28 日患者进食、饮水呛咳，上消化道造影显示食管 - 气管瘘，给予空肠营养管置入，鼻饲饮食，更换给药途径，行 PCA 镇痛泵治疗

目前用药：皮下吗啡每次 10mg，7 次→分析：10mg×7=70mg（皮下吗啡）=210mg（口服吗啡）。

疼痛评分（NRS）：持续痛 5～6 分，阵发加重 8～9 分→增量：根据癌性疼痛诊疗指南，如果患者口服阿片类药

物后，疼痛评分（NRS）持续5～6分，需要继续给予剂量增加50%的阿片类药物。

联合：塞来昔布（0.2g，每天2次，口服）、黛力新、乳果糖。

目前用药转换：（24h量）=240+210=450mg（口服吗啡）=220mg（口服羟考酮）。

估算的转换剂量＝羟考酮缓释片220mg×150%=330mg，给予患者羟考酮缓释片160mg，每12小时1次，口服。

调整用药剂量：羟考酮缓释片160mg，每12小时1次→分析：160×2=320mg（口服羟考酮）=640mg（口服吗啡）。

调整用药剂量：皮下吗啡每次20mg，5次→分析：20mg×5=100mg（皮下吗啡）=300mg（口服吗啡）。

疼痛评分（NRS）：持续痛4～5分，阵发加重7～8分→增量：根据癌性疼痛诊疗指南，如果患者口服阿片类药物后，疼痛评分（NRS）持续4～5分，需要继续给予剂量增加25%的阿片类药物。

联合：加巴喷丁（0.3g，每天3次，口服）、塞来昔布（0.2g，每天2次，口服）、黛力新、甲氧氯普胺。

目前用药转换：（24h量）=640+300=940mg（口服吗啡）=470mg（口服羟考酮）。

估算的转换剂量＝羟考酮缓释片470mg×125%=587.5mg，给予患者羟考酮缓释片290mg，每12小时1次，口服。

患者目前有便秘、口干、恶心、纳差、口服药物困难。

调整用药剂量：羟考酮缓释片290mg，每12小时1次→分析：290×2=580mg（口服羟考酮）=380mg（静脉吗啡）=380μg（静脉舒芬太尼）。

调整用药剂量：静脉吗啡每次50mg，2次→分析50mg×2=100mg（静脉吗啡）=100μg（静脉舒芬太尼）。

疼痛评分（NRS）：持续痛3～4分，阵发加重5～6分→增量：根据癌性疼痛诊疗指南，如果患者口服阿片类药物后，疼痛评分（NRS）持续3～4分，需要继续给予原剂量阿片类药物。

上消化道造影示：食管-气管瘘。

目前用药转换：（24h量）= 380+100=480μg（静脉舒芬太尼）。

估算的转换剂量≈500μg（舒芬太尼）/24h≈10支舒芬太尼（每支50μg）。

(2) 配置PCA镇痛泵

① PCIA参数设置：背景量为500μg/24h=20μg/h；PCA量为500μg/20团注=25μg/团注，锁定时间为15min。

② PCIA溶液配制：10μg/ml（1500μg

舒芬太尼 +120ml 0.9% 氯化钠注射液）；背景量为 2ml/h；PCA 量为 3ml/ 团注。

实际使用情况：疼痛控制较好，评分为 3～4 分，24h PCA 次数为 5 次。

③参数调整：30μg×5=150μg+500μg（原 24h 量）=650μg。背景量 =650μg/24h ≈ 27μg/h ≈ 3ml/h；PCA 量 =650μg/20 团注 =32.5μg/ 团注 ≈ 3ml/ 团注。

实际使用情况：疼痛控制良好，评分为 3～4 分，基本无暴发痛，每天 PCA ＜ 3 次。

【总结】

疼痛是人类的第五大生命体征，控制疼痛是患者基本权益，也是医务人员的职责义务。晚期疼痛是癌症患者最常见的和最难以忍受的症状之一，严重影响癌症患者生活质量。初诊癌症患者的疼痛发生率为 25%，而晚期癌症患者的疼痛发生率可达 60%～80%，其中 1/3 为重度疼痛。

根据癌痛的病因及机制给予常规、全面、量化、动态的评估，给予病因治疗、药物治疗及非药物治疗，同时要向患者及家属做好宣教及随访。对于难治性癌痛可采用皮下、静脉 PCA，以及鞘内 PCA 泵治疗，同时可根据病情进行微创治疗疼痛。积极有效的癌痛治疗可提高患者的生活质量，缓解患者的焦虑情绪，能使患者能更好地配合治疗。

【附：难治性癌痛定义及诊断标准】

(1) 难治性癌痛认知历程：不同综述性文献报道，在癌痛患者中，难治性癌痛的发病率为 10%～20%[1][2]。NCCN、ESMO 等成人癌痛指南均有提及但无明确定义。《难治性癌痛专家共识（2017 年版）》首次明确定义难治性癌痛。2018 年 WHO 三阶梯修正为四阶梯。

(2) 难治性癌痛定义：指由肿瘤本身或肿瘤治疗相关因素导致的中度、重度疼痛，经过规范化药物治疗 1～2 周患者疼痛缓解仍不满意和（或）不良反应不可耐受[3][4]。

(3) 难治性癌痛的诊断标准（需同时满足以下两条）：①持续性数字化疼

❶ 李小梅，刘端祺 . 改进我国难治性癌痛的诊治现状 [J]. 中国疼痛医学杂志，2012, 18(12):709-712 .

❷ Deer TR, et al. Comprehensive consensus based guidelines on intrathecal drug delivery systems in the treatment of pain caused by cancer pain. Pain Physician[J], 2011, 14: E283～312.

❸ 王昆等 . 难治性癌痛专家共识 (2017 年版)[J]. 中国肿瘤临床，2017, 44(16):787-793.

❹ 刘红军，金毅，陈映霞，等 . 难治性癌痛专家共识（CRPC, 2017 年版）解读（一）：难治性癌痛的定义 [J]. 实用疼痛学杂志，2017, 13(6):403-404.

痛评分 ≥ 4 分和（或）每天爆发痛次数 ≥ 3 次；②遵循相关癌痛治疗指南，单独使用阿片类药物和（或）联合辅助镇痛药物治疗 1～2 周，患者疼痛缓解仍不满意和（或）出现不可耐受不良反应。

（4）PCA 是四阶梯优选方式之一

（图 1-24）。

（5）PCA 泵适应证：①癌痛患者阿片类药物的剂量滴定；②暴发痛频繁的癌痛患者；③存在吞咽困难或胃肠道功能障碍的癌痛患者；④病情需要减少阿片类药物剂量、降低不良反应。

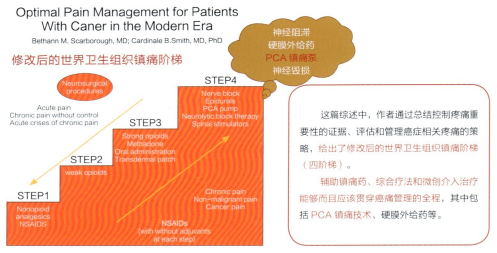

▲ 图 1-24　修改后的世界卫生组织镇痛阶梯

（杨　伟）

四、转移性食管癌后线免疫治疗病例

【病例概述】

患者，男性，64 岁；ECOG 评分为 1 分。患者于 2007 年 10 月行食管癌根治术，术后病理示食管鳞癌（具体不详）。2017 年 9 月发现左锁骨上肿大淋巴结，直径达 3cm，体表可触及，质硬、无痛、活动差，伴有颈肩部疼痛症状。左侧锁骨上淋巴结穿刺活检病理示转移性鳞癌。2017 年 9 月 PET/CT 考虑左锁区淋巴结转移，余无异常。结合既往病史诊断为食管癌术后、左侧锁骨上淋巴结转移。

【治疗】

1. 一线治疗

患者于 2017 年 10 月 7 日至 11 月 22 日行颈部放疗，DT 7000cGy。放疗期间同步颈部热疗 4 次（外院）；行同步化疗，分别于 2017 年 11 月 16 日和 12 月 1 日给予 2 周期顺铂（50mg/m² 静脉注射，第 1 天应用）+ 亚叶酸钙（200mg/m² 静脉注射，第 1 天应用）+ 氟尿嘧啶（2000mg/m² 静脉注射，24h 持续输注，第 1 天应用，每 14 天重复）。

患者在治疗过程中出现消化道反应，表现为恶心 3 级（不能明显进食）、呕吐 3 级（每天 6～7 次）。因消化道反应 3 级调整化疗方案，分别于 2017 年 12 月 21 日、2018 年 1 月 12 日、2018 年 2 月 3 日给予 3 周期化疗，方案为：奥沙利铂（130mg/m² 静脉注射，第 1 天应用）+ 替吉奥（40～60mg，口服，1 天 2 次，第 1～14 天应用，每 21 天重复）。化疗结束后复查颈部 CT 示淋巴结直径约 0.5cm，患者休息，定期复查。晚期转移性食管癌的一线治疗分层可参考 2017 版 CSCO 晚期食管癌诊疗指南（表 1-5）。

2018 年 5 月初，患者再次出现颈肩部持续性疼痛症状，影响睡眠，NRS 疼痛评分为 5 分，口服氯芬待

表 1-5　2017 版 CSCO 晚期食管癌诊疗指南

分　层		Ⅰ级专家推荐	Ⅱ级专家推荐	Ⅲ级专家推荐
Her-2 阳性腺癌	PS ≤ 2 分			曲妥珠单抗联合其他一线化疗方案（2B 类证据）
鳞癌、Her-2 阴性腺癌	PS=0～2 分	• 氟尿嘧啶类（氟尿嘧啶、卡培他滨或替吉奥）+ 顺铂（1A 类证据） • 氟尿嘧啶类 + 奥沙利铂（腺癌推荐，2A 类证据） • 三药联合方案（mDCF）适用于 PS 评分良好，可配合定期行不良反应评估的患者（对食管腺癌和食管胃交界部腺癌，1A 类证据）	• 氟尿嘧啶类 + 伊立替康（2A 类证据） • 紫杉醇 + 铂类：紫杉醇 / 多西他赛 + 顺铂 / 奈达铂（鳞癌推荐，2A 类证据） • 长春瑞滨 + 顺铂 / 奈达铂（鳞癌推荐，2A 类证据）	
	PS=3 分	• 最佳支持治疗 / 对症处理（2A 类证据） • 临床研究		

因片 40mg，每天 3 次，NRS 疼痛评分可维持在 2 分。复查颈部淋巴结彩超示左侧锁骨上淋巴结肿大，直径为 1.7cm×1.7cm。再次行 PET/CT 检查，示左锁区淋巴结转移，余无异常。

2. 二线治疗

患者拒绝化疗，于 2018 年 6 月 2 日开始口服阿帕替尼，500mg，每天 1 次；口服 1 周以后自觉颈肩部疼痛症状缓解。服药过程中出现恶心 0 级、呕吐 0 级、骨髓抑制 I 度（白细胞最低 $3.5×10^9/L$）、乏力 0 级，血压监测正常范围，无蛋白尿。

晚期转移性食管癌二线及以上治疗分层可参考 2018 版 CSCO 晚期食管癌诊疗指南（表 1-6）。

2018 年 10 月 22 日，患者复查胸部 CT（图 1-25）示右肺上叶新发结节，直径为 2.2cm，考虑转移，病情评估余无进展。诊断为食管鳞癌术后（$cT_xN_xM_1$，IV 期）、左侧锁骨上淋巴结转移、右肺转移。

3. 三线治疗

患者依旧拒绝化疗，行右肺结节穿刺活检，于 2018 年 10 月 26 日开始口服药加量，即阿帕替尼 750mg，每

表 1-6　2018 版 CSCO 晚期食管癌诊疗指南

I 级专家推荐	II 级专家推荐	III 级专家推荐
• 多西他赛单药（1A 类证据） • 紫杉醇单药（1A 类证据） • 伊立替康单药（1A 类证据） • 氟尿嘧啶 + 伊立替康（2A 类证据） • 伊立替康 + 替吉奥（2A 类证据）	• 安罗替尼（仅对食管鳞癌）（2A 类证据） • 阿帕替尼（对食管腺癌和食管胃交界处腺癌，1 类证据；对食管鳞癌，2B 类证据）	• 纳武利尤单抗或帕博利珠单抗（2B 类证据） • 多西他赛 + 伊立替康（2B 类证据） • 吉西他滨（2B 类证据）

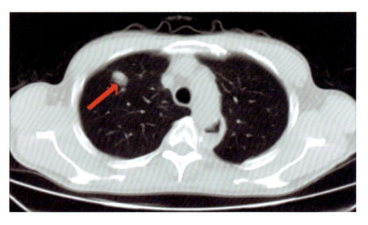

◀ 图 1-25　胸 部 CT（2018 年 10 月 22 日）

天 1 次。经治疗后，疗效评价为缩小 SD（图 1-26）。

患者治疗过程中出现恶心 0 级、呕吐 0 级、骨髓抑制 I 度（白细胞最低 3.6×10^9/L）、乏力 1 级，监测血压最高为 160/95mmHg，口服硝苯地平缓释片（10mg，每天 1 次），血压维持在 125～130/80～90mmHg，手足反应 1 级（双手出现无痛性红斑，不影响日常活动），无蛋白尿。

4. 四线治疗

患者于 2019 年 5 月复查胸部 CT，示右肺病灶较前实变范围增大，疗效评价为 PD（图 1-27）。于 2019 年 5 月 17 日至 6 月 8 日行 2 周期治疗：紫杉醇酯质体（175mg/m² 静脉注射，第 1 天应用，每 21 天重复）＋ 阿帕替尼（500mg，每天 1 次）。

患者治疗后的疗效评价为 PD（图 1-28）。治疗过程中出现恶心 1 级；呕吐 0 级；骨髓抑制 II 度（白细胞最低 2.2×10^9/L）；乏力 1 级。监测血压正常，手足反应 0 级，无蛋白尿。

晚期转移性食管癌二线及以上治

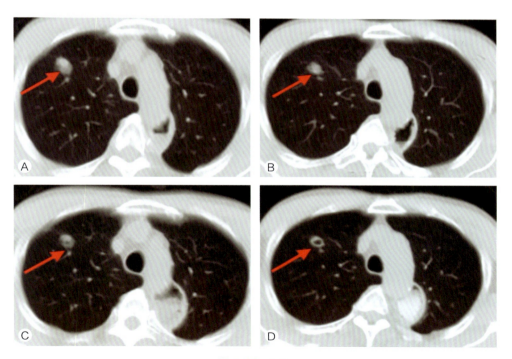

▲ 图 1-26 胸部 CT

口服阿帕替尼后于 2018 年 10 月（A）、2018 年 12 月（B）、2019 年 1 月（C）、2019 年 3 月（D）行肺转移灶 CT 的对比

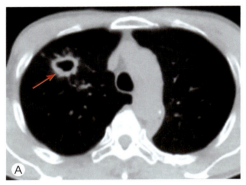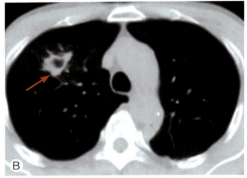

▲ 图 1-27　胸部 CT（2019 年 5 月）

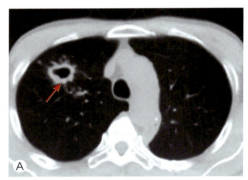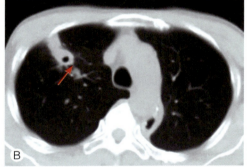

▲ 图 1-28　紫杉醇酯质体 + 阿帕替尼 2 周期后肺转移灶的 CT 对比

疗分层可参考 2019 版 CSCO 晚期食管癌诊疗指南（表 1-7）。

5. 五线治疗

患者从 2019 年 7 月至今用药方案为：卡瑞利珠单抗（200mg，静脉注射，第 1 天应用，每 21 天重复）+ 阿帕替尼（500mg，口服，每天 1 次）（完善免疫检查点抑制药使用前基线检查）。疗效评价为 PR（图 1-29 至图 1-32），左侧锁骨上淋巴结持续维持

在 0.5cm×0.5cm 大小。

CSCO 免疫检查点抑制药相关毒性管理指南基线检测见表 1-8。

【总结】

患者采取的治疗为：①一线治疗，颈部放疗同步顺铂 + 氟尿嘧啶化疗 2 周期，不耐受 3 级胃肠道反应，更换为奥沙利铂 + 替吉奥化疗 3 周期，PFS 为 7 个月；②二线治疗，阿帕替尼，500mg，每天 1 次，PFS 为 4 个月；

表 1-7　2019 版 CSCO 晚期食管癌诊疗指南

Ⅰ级专家推荐	Ⅱ级专家推荐	Ⅲ级专家推荐
• 多西他赛单药（1A 类证据） • 紫杉醇单药（1A 类证据） • 伊立替康单药（1A 类证据） • 氟尿嘧啶＋伊立替康（2A 类证据） • 伊立替康＋替吉奥（2A 类证据）	• 安罗替尼（仅对食管鳞癌）（2A 类证据） • 阿帕替尼（对食管腺癌和食管胃交界部腺癌，1 类证据；对食管鳞癌，2B 类证据）	• 纳武利尤单抗或帕博利珠单抗（2B 类证据） • 多西他赛＋伊立替康（2B 类证据） • 吉西他滨（2B 类证据） • 伊立替康＋顺铂（2B 类证据）

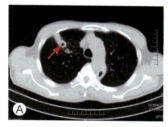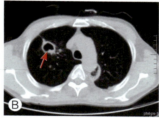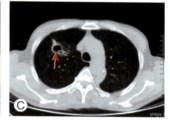

▲ 图 1-29　卡瑞利珠单抗＋阿帕替尼治疗后，2019 年 6 月（A）、2019 年 9 月（B）及 2019 年 11 月（C）肺转移灶的 CT 对比

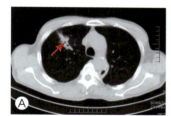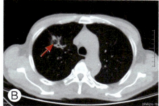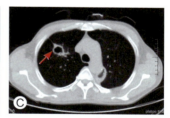

▲ 图 1-30　卡瑞利珠单抗＋阿帕替尼治疗后，2019 年 6 月（A）、2019 年 9 月（B）、2019 年 11 月（C）肺转移灶的 CT 对比

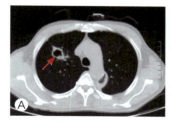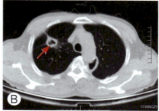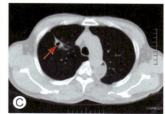

▲ 图 1-31　卡瑞利珠单抗＋阿帕替尼治疗后，2019 年 11 月（A）、2019 年 12 月（B）、2020 年 4 月（C）肺转移灶的 CT 对比

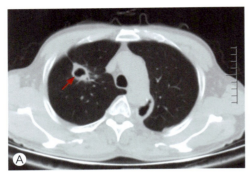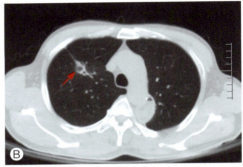

▲ 图 1-32　卡瑞利珠单抗＋阿帕替尼治疗后，2019 年 12 月（A）、2020 年 4 月（B）肺转移灶的 CT 对比

表 1-8　CSCO 免疫检查点抑制药相关毒性管理指南基线检测

检查项目	I 级专家推荐	II 级专家推荐	III 级专家推荐
一般情况	• 体格检查（包括神经系统检查） • 全面询问患者的自身免疫性疾病、内分泌疾病、肺纤维化及感染性疾病（HBV、HCV、结核、HIV 等）病史 • 吸烟史、家族史、妊娠状况 • 既往接受抗肿瘤治疗的情况和基线用药情况 • 排便情况（频率、形状）	特定肿瘤类型的基因突变状态（如 NSCLC）	
影像学检查	胸、腹和盆腔计算机断层扫描（CT）检查	特定部位的 CT 检查	• 磁共振成像（MRI） • 全身骨扫描
一般血液学检查	• 血常规 • 生化（包括血糖、血脂等） • 尿常规 • 感染性疾病筛查：HBsAg、HBsAb、HBcAb、HIV 抗体和 HIV 抗原（p24 等）	• 巨细胞病毒（CMV）抗体、T 细胞斑点（T-Spot）检测 • 如果血糖升高，行糖化血红蛋白（HbA1c）检测 • 既往有肺部疾病，如慢性阻塞性肺疾病（COPD）、间质性肺病的患者，建议检测 C 反应蛋白（CRP）、炎症因子	HBV-DNA、HCV-RNA 检测
皮肤、黏膜	皮肤、黏膜检查，尤其针对有自身免疫性皮肤病史的患者		

（续　表）

检查项目	Ⅰ级专家推荐	Ⅱ级专家推荐	Ⅲ级专家推荐
胰腺	不需要行基线检查	若有症状，监测血、尿淀粉酶，并行胰腺影像学检查	
甲状腺	• 甲状腺功能检测（TFT），包括促甲状腺激素（TSH）、游离甲状腺素（T_3 和 T_4）等	• 如果 TSH 高，查抗甲状腺过氧化物酶抗体（TPOAb） • 如果 TSH 低，查促甲状腺激素受体抗体（TRAb）	
肾上腺、垂体	• 肾上腺：早晨 8 时血浆皮质醇、促肾上腺皮质激素（ACTH）等 • 垂体：TFT	其他：黄体生成素（LH）、卵泡刺激素（FSH）和睾酮等	
肺	• 静息或活动时血氧饱和度 • 常规胸部影像学检查	既往有肺部疾病[如慢性阻塞性肺疾病（COPD）、间质性肺病、结节病或肺纤维化等]的患者，行肺功能检查和 6min 步行试验（6MWT）	
心血管	• 心肌酶谱 • 心电图（ECG） • 心脏彩超（射血分数）	心梗标志物（如肌钙蛋白 I 或 T 等）、脑钠肽（BNP）或氨基末端 B 型脑钠肽前体（pro-BNP）	24h 动态 ECG 检查
类风湿 / 骨骼肌		对既往有相关疾病的患者酌情行关节检查 / 功能评估	根据临床情况，考虑 C 反应蛋白（CRP）、血沉（ESR）或肌酸磷酸激酶（CPK）

③三线治疗，阿帕替尼，750mg，每天 1 次，PFS 为 6 个月；④四线治疗，阿帕替尼＋紫杉醇酯质体化疗 1 周期，PFS 为 1 个月；⑤五线治疗，阿帕替尼＋卡瑞利珠单抗。

患者目前卡瑞利珠单抗＋阿帕替尼维持治疗至今尚未进展，PS 评分为 1 分，卡瑞利珠单抗总治疗时长 2 年未进展，随访时间至 2022 年 09 月 10 日，定期复查右肺病灶与 2022 年 2 月 CT 对比为维持 SD。

晚期复发转移性食管癌的免疫治疗，既往指南推荐二线及以上使用，且为Ⅲ级专家推荐，后更新为Ⅰ级专家推荐，目前已成为不可手术的晚期转移性食管癌的一线指南推荐，而本病例 2019 年的食管癌后线免疫治疗依然给患者带来了生存获益，显著地延长了生存时间，至目前无疾病进展已达 33 个月，总生存时间已超过 4 年。

（杨　伟）

五、食管癌二线免疫治疗病例

【病例概述】

患者，男性，48 岁。因食管癌术后 1 年余入院。患者于 2019 年 5 月 14 日行"腔镜辅助食管癌根治术"，病理检查示：食管蕈伞型中分化鳞状细胞癌，癌细胞浸透肌壁全层达周围结缔组织；累及贲门；上、下切缘均未见癌累及；肿物周围淋巴结（0/2）、贲门周围淋巴结（0/13）均未见转移性癌。免疫组化示：Her-2（0），pMMR。

患者被诊断为食管中分化鳞状细胞癌 $pT_3N_0M_0$ II 期；Her-2（0），pMMR。

【治疗】

1. 一线治疗

因患者术后辅助治疗结束后 2 个月进展，回顾性分析本次治疗为一线治疗。2019 年 7 月开始给予第 1～4 周期"紫杉醇酯质体＋奈达铂"术后辅助化疗，骨髓抑制及消化道反应均为轻度；末次化疗时间为 2019 年 10 月。患者在治疗后出现病情进展（图 1-33 和图 1-34）。

晚期食管癌化疗现状有以下几点：①晚期患者一线化疗多采用含铂方案，

有效率为 30%～60%；②一线治疗失败后预后很差，中位生存期仅有数个月；③二线治疗数据甚少，尚无标准的二线治疗方案。

关于二线治疗选择文献有"KEYNOTE-181：帕博利珠单抗对比化疗二线治疗晚期食管癌的 III 期研究"，文中提出：晚期 / 转移食管腺癌或鳞癌或 I 型 Siewert 胃食管交界部腺癌，根

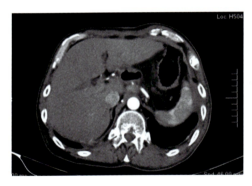

▲ 图 1-33　腹部增强 CT：末次化疗时复查未见明显异常（2019 年 9 月 25 日）

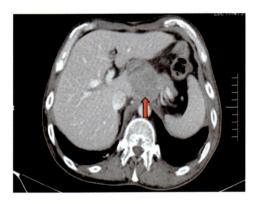

▲ 图 1-34　腹部增强 CT（2019 年 12 月 10 日）贲门区可见肿大淋巴结，短径为 3.6cm，增强扫描环形强化，病情进展

据 RECIST v1.1 为可测量的疾病，一线治疗时或治疗后进展，可采用帕博利珠单抗治疗。研究者选择以下之一：①紫杉醇 80～100mg/m²，于第 1 天、第 8 天和第 15 天应用，每 4 周为 1 周期；②多西他赛 75mg/m²，每 3 周为 1 周期；③伊立替康 180mg/m²，每 2 周为 1 周期。分层依据为肿瘤组织分型（鳞癌或腺癌）和地理区域（亚洲与其他国家）（PD-L1 表达不是分层因素）。（注：Takashi Kojima at 2019 Gastrointestinal Cancer Symposium.）

该研究结论有以下几点：① PD-L1 CPS ≥ 10 及 SCC 人群接受帕博利珠单抗单药治疗，OS 显著改善；②无论是 PD-L1 CPS ≥ 10、SCC 人群还是 ITT 人群，接受帕博利珠单抗单药治疗，ORR 均显著改善；③研究结果支持帕博利珠单抗作为转移性食管癌 PD-L1 CPS ≥ 10 者和鳞癌患者的二线治疗新选择。

2. 二线治疗

患者放置了肠内营养管，行肠内营养，并于 2019 年 12 月 26 日开始行二线化疗，具体方案为：信迪利单抗（200mg）+ 奥沙利铂（130mg）+ 氟尿嘧啶（500mg，第 1 天应用，3500mg 48h）+ 左亚叶酸钙（200mg）。4 周期后患者进食明显情况好转。为求继续治疗，于 2020 年 2 月 15 日再次入院。

患者体格检查示体温为 36.8℃，脉搏为 105 次 / 分，心率为 20 次 / 分，血压为 113/68mmHg。体表面积为 1.75m²；KPS 评分为 80 分，NRS 疼痛评分为 2 分，BMI 为 22.5kg/m²；NRS2002 评分为 1 分；神志清楚，精神好，心肺腹无特殊。疗效评价为 PR（图 1-35）。

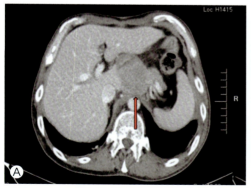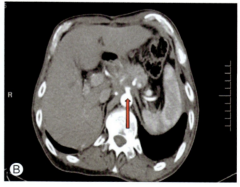

▲ 图 1-35　腹部增强 CT

A. 二线治疗前（2019 年 12 月 10 日）；B. 二线治疗 4 周期后（2020 年 2 月 17 日），腹腔淋巴结较前明显缩小，疗效评价为 PR

【总结】

患者食管癌术前未行新辅助放化疗，术后予以辅助化疗，但患者治疗结束后 2 个月出现病情进展，回顾性分析术后辅助治疗为一线治疗，根据 KEYNOTE-181 数据，食管癌二线选择免疫联合化疗，该患者行免疫联合化疗治疗后疗效评价为 PR。

（马　宁）

六、食管癌一线免疫治疗病例

【病例概述】

患者，男性，70 岁，入院 PS 评分为 1 分。患者因腹胀不适于 2021 年 6 月 15 日行胃镜检查，示食管距离门齿 26～32cm 多处不规则隆起，表面糜烂，覆脏苔，钳取脆出血多；镜下诊断为食管多源癌（髓质型），慢性萎缩性胃炎伴多发息肉（山田Ⅰ型）。胃镜病理示中至低分化鳞状细胞癌。既往高血压病史 5 年余，最高血压达 180/110mmHg，口服依那普利降压治疗。无过敏史、家族史。

入院进行体格检查，体温为 36.4℃，脉搏为 60 次 / 分，心率为 20 次 / 分，血压为 143/107mmHg；NRS 疼痛评分为 2 分；NRS2002 评分为 2 分。神志清，精神可，全身浅表淋巴结未触及肿大。双肺呼吸音清，未闻及干湿啰音，心律齐，未闻及病理性杂音。腹平软，无压痛、反跳痛，肝脾肋下未触及。

血常规示红细胞计数 4.28×10¹²/L，血红蛋白 126g/L；血生化示肝肾功能正常，C 反应蛋白 23.75mg/L，同型半胱氨酸 41.38μmol/L，肌酸激酶 27U/L，乳酸脱氢酶 318U/L；凝血功能示纤维蛋白原 7.47g/L；心肌损伤标志物示肌红蛋白 22.09ng/ml；乙肝定性检查示乙肝核心抗体（+），乙型肝炎表面抗体定量为 42.21mU/ml，乙型肝炎核心抗体定量 ＞ 10U/ml；肿瘤标志物检查示神经元特异性烯醇化酶 36.6ng/ml，糖类抗原 12557.34U/ml。入院影像学基线检查见图 1-36 至图 1-39。

病理检查示：食管中至低分化鳞状细胞癌；Her-2（0），pMMR，PD-L1 表达（22C3）：CPS 为 30（图 1-40）。

患者完善检查后，诊断为：①食管中低分化鳞癌Ⅳ期，肝转移，骨转移（多发胸腰椎体、骶骨、骨盆、双侧股骨），双侧髂腰肌转移，纵隔淋巴结转移；②高血压病 3 级（高危）。

【治疗】

诊断明确后，给予患者卡瑞利珠单抗（200mg，第 1 天应用）+ 紫杉醇（175mg/m²，第 1 天应用）+ 卡铂（AUC=5，静脉滴注），每 3 周重复 1

次。使用前完善免疫检查点抑制药相关毒性管理基线检测。此外，给予地舒单抗（120mg，皮下注射），每 4 周重复 1 次。疗效评价为 PR（图 1-41 至图 1-45）。转移性食管癌一线治疗参考 2021 版 CSCO 食管癌远处转移诊疗指南（表 1-9），CSCO 免疫检查点抑制药相关毒性管理指南基线检测见

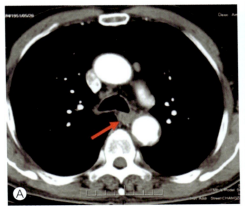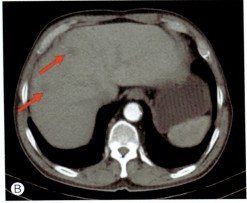

▲ 图 1-36　胸部和上腹部 CT
A. 2021 年 6 月 18 日胸部 CT 示食管中段壁略增厚，纵隔淋巴结肿大，肝胃间淋巴结肿大；B. 上腹部 CT 示肝脏多发低密度灶，S_4 和 S_8 段结节（性质待查）

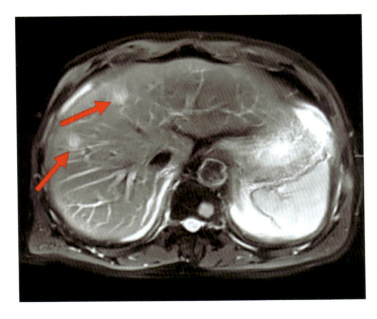

◀ 图 1-37　上腹部 MRI
2021 年 6 月 22 日上腹部增强 MRI 示肝 S_4 和 S_8 段异常信号，考虑转移

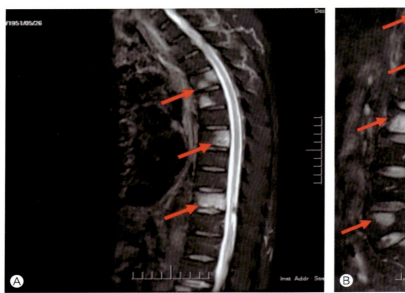

▲ 图 1-38 颈椎、胸椎、腰椎 MRI

2021 年 6 月 24 日颈椎 + 胸椎 + 腰椎 MRI 示颈胸腰椎体多发椎体及部分附件异常信号，考虑转移

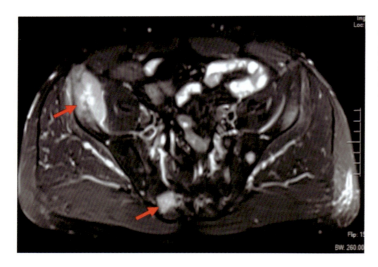

◀ 图 1-39 盆腔 MRI

2021 年 6 月 24 日盆腔 MRI 示骶骨、骨盆诸骨、双侧股骨多发转移瘤，双侧髂腰肌受累

表 1-10。血液学全程检查变化趋势见图 1-46 至图 1-48。

通过炎性因子监测，该患者未出现细胞因子风暴，无感染发生；肿瘤标志物逐渐正常，疗效稳定；心肌 / 肌肉损伤无明显异常。

PS 1%～49%   PS ≥ 50%

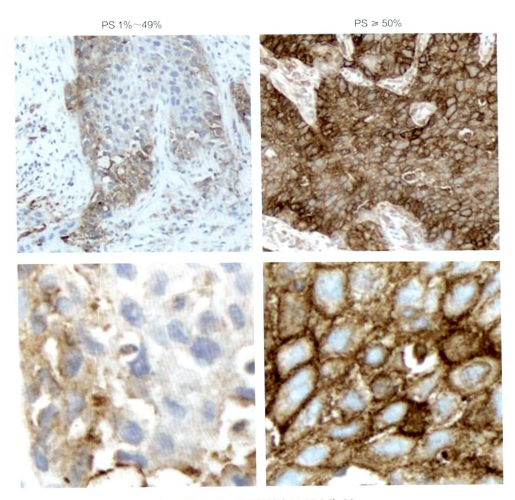

▲ 图 1-40　显微镜检查示 CPS 为 30

【总结】

1. 治疗回顾

2021 年 6 月 23 日给予患者紫杉醇＋卡铂＋卡瑞利珠单抗＋地舒单抗治疗；2 周期评估为 PR。2021 年 8 月继续原方案治疗；5 周期评估为持续 PR。2021 年 11 月继续原方案治疗；目前维持 PR。2022 年 2 月给予患者卡瑞利珠单抗＋地舒单抗维持治疗。截至 2022 年 6 月 22 日，卡瑞利珠单抗维持治疗中，患者 PFS 为 11.9 个月。

2. 结论

卡瑞利珠单抗联合紫杉醇和顺铂用于晚期食管鳞癌一线治疗的一项随

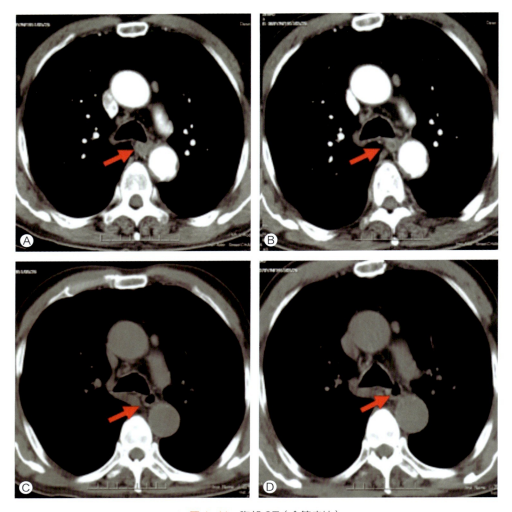

▲ 图 1-41　胸部 CT（食管病灶）

A. 基线（2021 年 6 月 18 日）；B. 2 周期（2021 年 8 月 5 日）；C. 5 周期（2021 年 11 月 23 日）；D. 7 周期（2022 年 2 月 8 日）

机、双盲、安慰剂对照、多中心Ⅲ期临床研究 ESCORT-1st，由 IDMC 判定主要研究终点结果达到方案预设的优效标准。研究结果表明，对于晚期食管鳞癌患者，艾瑞卡联合紫杉醇和顺铂的一线治疗方案相较于紫杉醇联合顺铂的标准一线治疗方案，可显著延长患者的无进展生存期和总生存期。卡瑞利珠单抗联合化疗一线治疗方案，使晚期食管癌患者实现了长达

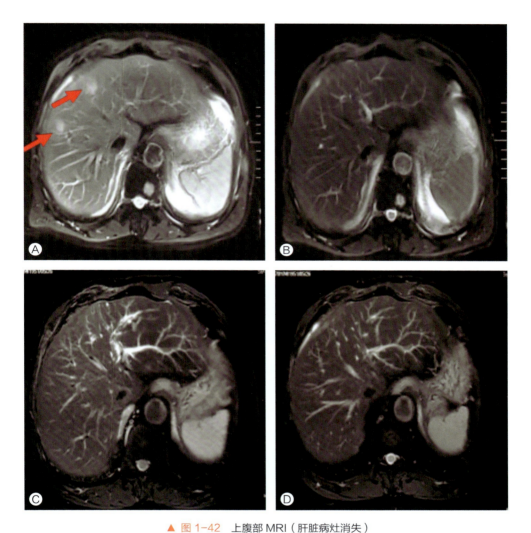

▲ 图 1-42　上腹部 MRI（肝脏病灶消失）

A. 基线（2021 年 6 月 22 日）；B. 2 周期（2021 年 8 月 9 日）；C. 5 周期（2021 年 11 月 25 日）；D. 7 周期（2022 年 2 月 9 日）

15.3 个月的中位 OS，且 ORR 高达 72.1%。

在目前 CSCO 食管癌指南对于晚期转移性食管鳞癌的一线 II 级专家推荐中，卡瑞利珠单抗 + 紫杉醇 + 顺铂为 1A 类证据。在我们实际临床工作中，可根据患者耐受性选择其他紫杉醇类或铂类化疗药物进行治疗。

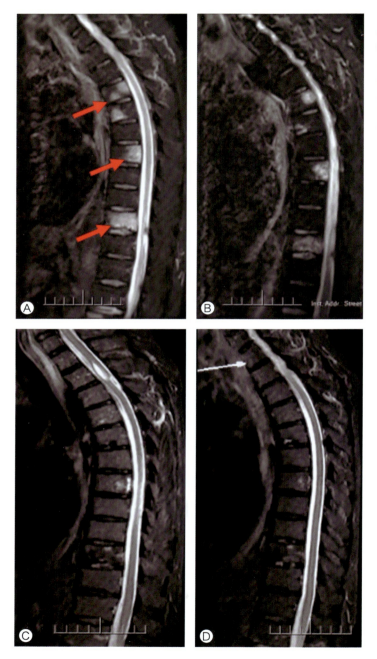

◀ 图 1-43　胸椎 MRI
（胸椎病灶）
A. 基线（2021 年 6 月 24
日）；B. 2 周期（2021 年 8
月 8 日）；C. 5 周期（2021
年 11 月 24 日）；D. 7 周期
（2022 年 2 月 8 日）

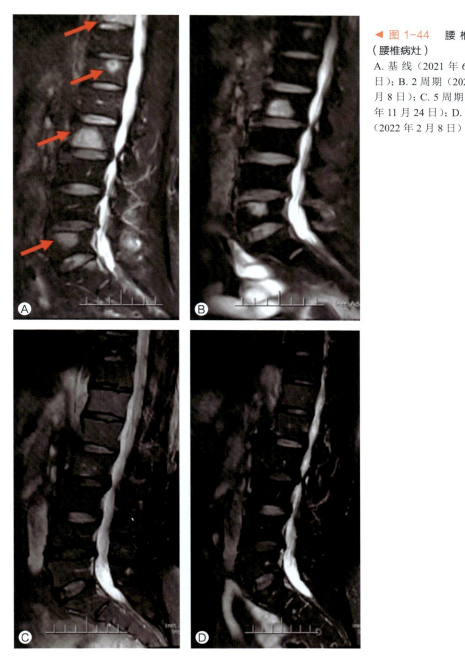

◀ 图 1-44　腰椎 MRI
（腰椎病灶）
A. 基 线（2021 年 6 月 24
日）；B. 2 周期（2021 年 8
月 8 日）；C. 5 周期（2021
年 11 月 24 日）；D. 7 周期
（2022 年 2 月 8 日）

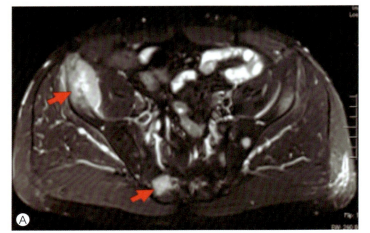

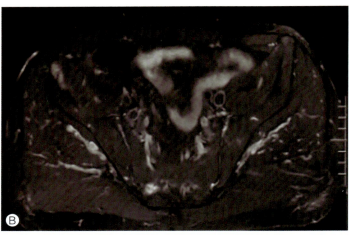

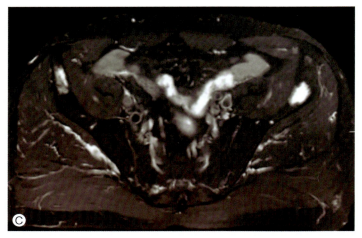

◀ 图 1-45 盆 腔 MRI
（盆腔病灶）

A. 基 线（2021 年 6 月 22
日）；B. 5 周期（2021 年 11
月 24 日）；C. 7 周期（2022
年 2 月 9 日）

表 1-9　2021 版 CSCO 晚期转移性食管癌诊疗指南一线药物选择

分　层		Ⅰ 级专家推荐	Ⅱ 级专家推荐	Ⅲ 级专家推荐
Her-2 阳性腺癌	PS ≤ 2 分	曲妥珠单抗联合氟尿嘧啶 + 顺铂（1A 类）		曲妥珠单抗联合其他一线化疗方案（2B 类）
鳞癌 Her-2 阴性腺癌	PS=0~2 分	• 顺铂 + 氟尿嘧啶（鳞癌，2A 类） • 氟尿嘧啶类（氟尿嘧啶 / 卡培他滨 / 替吉奥）+ 顺铂（腺癌，1A 类） • 氟尿嘧啶类 + 奥沙利铂（腺癌，2A 类） • 三药联合方案（mDCF）适用于 PS 评分良好、可配合定期行不良反应评估的患者（腺癌，1A 类）	• 帕博利珠单抗 + 氟尿嘧啶类（氟尿嘧啶 / 卡培他滨）+ 顺铂（CPS ≥ 10，1A 类） • 卡瑞利珠单抗 + 紫杉醇 + 顺铂（鳞癌，1A 类） • 纳武利尤单抗 + 氟尿嘧啶类（氟尿嘧啶 / 卡培他滨）+ 奥沙利铂（腺癌，CPS ≥ 5，1A 类） • 氟尿嘧啶类 + 伊立替康（2A 类） • 紫杉醇 + 铂类；紫杉醇 / 多西他赛 + 顺铂 / 奈达铂（鳞癌，2A 类） • 长春瑞滨 + 顺铂 / 奈达铂（鳞癌，2A 类）	

表 1-10　2021 版 CSCO 免疫检查点抑制药相关毒性管理指南基线检测

检查项目	Ⅰ 级专家推荐	Ⅱ 级专家推荐	Ⅲ 级专家推荐
一般情况	• 体格检查（包括神经系统检查） • 全面询问患者的自身免疫性疾病、内分泌疾病、肺纤维化及感染性疾病（HBV、HCV、结核、HIV 等）病史 • 吸烟史、家族史、妊娠状况 • 既往接受抗肿瘤治疗的情况和基线用药情况 • 排便情况（频率、形状）	特定肿瘤类型的基因突变状态（如 NSCLC）	
影像学检查	胸、腹和盆腔计算机断层扫描（CT）检查	特定部位的 CT 检查	• 磁共振（MRI） • 全身骨扫描

（续　表）

检查项目	Ⅰ级专家推荐	Ⅱ级专家推荐	Ⅲ级专家推荐
一般血液学检查	• 血常规 • 生化（包括血糖、血脂等） • 尿常规 • 感染性疾病筛查：HBsAg、HBsAb、HBcAb、HIV 抗体和 HIV 抗原（p24 等）	• 巨细胞病毒（CMV）抗体、T 细胞斑点（T-Spot）检测 • 如果血糖升高，行糖化血红蛋白（HbA1c）检测 • 既往有肺部疾病，如慢性阻塞性肺疾病（COPD）、间质性肺病的患者，建议检测 C 反应蛋白（CRP）、炎症因子	HBV-DNA、HCV-RNA检测
皮肤、黏膜	皮肤、黏膜检查，尤其针对有自身免疫性皮肤病史的患者		
胰腺	不需要行基线检查	若有症状，监测血、尿淀粉酶，并行胰腺影像学检查	
甲状腺	甲状腺功能检测（TFT），包括促甲状腺激素（TSH）、游离甲状腺素（T_3 和 T_4）等	• 如果 TSH 高，查抗甲状腺过氧化物酶抗体（TPOAb） • 如果 TSH 低，查促甲状腺激素受体抗体（TRAb）	
肾上腺、垂体	• 肾上腺：早晨 8 时血浆皮质醇、促肾上腺皮质激素（ACTH）等 • 垂体：TFT	其他：黄体生成素（LH）、卵泡刺激素（FSH）和睾酮等	
肺	• 静息或活动时血氧饱和度 • 常规胸部影像学检查	既往有肺部疾病［如慢性阻塞性肺疾病（COPD）、间质性肺病、结节病或肺纤维化等］的患者，行肺功能检查和 6min 步行试验（6MWT）	
心血管	• 心肌酶谱 • 心电图（ECG） • 心脏彩超（射血分数）	心肌梗死标志物（如肌钙蛋白 I 或 T 等）、脑钠肽（BNP）或氨基末端 B 型脑钠肽前体（pro-BNP）	24h 动态 ECG 检查
类风湿性 /骨骼肌		对既往有相关疾病的患者，酌情行关节检查 / 功能评估	根据临床情况，考虑 C 反应蛋白（CRP）、血沉（ESR）或肌酸磷酸激酶（CPK）

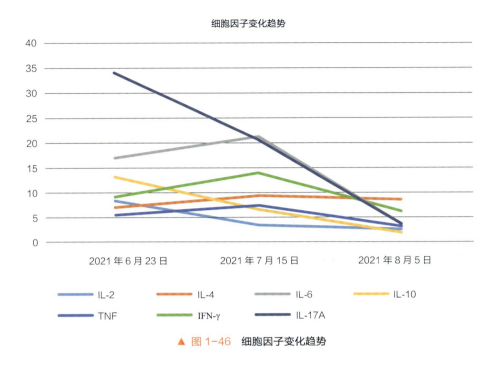

图 1-46　细胞因子变化趋势

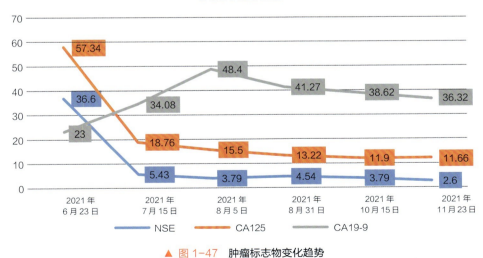

▲ 图 1-47　肿瘤标志物变化趋势

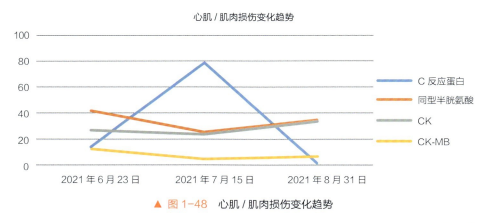

▲ 图 1-48　心肌／肌肉损伤变化趋势

（杨　伟）

七、食管癌肝脏寡转移局部治疗病例

【病例概述】

患者，男性，68 岁。于 2020 年 6 月 8 日就诊，行胃镜，诊断为食管癌，收治于心胸外科，入院诊断为食管中分化鳞癌术后（$pT_3N_0M_0$，ⅡA 期）。于 2020 年 6 月 20 日行全身麻醉下胸腔镜食管部分切除术。术后病理示：食管隆起型中分化鳞状细胞癌，侵透肌壁全层达周围纤维结缔组织；送检切缘未见癌；固定液中组织为胃黏膜，未见明显异常；贲门周围淋巴结（0/6）、隆突下淋巴结（0/3）、右喉返神经旁淋巴结（0/5）均未见转移癌。免疫组化示：CDX-2（-），CK20（-），Villin（-），P40（+），CEA（-），EMA（点灶 +），Her-2（0）。既往无特殊病史。手术顺利，术后恢复好。

【治疗】

患者于 2020 年 8 月 8 日至 2020 年 11 月 12 日在心胸外科行 4 周期化疗，具体方案为：紫杉醇（210mg）+ 奈达铂（110mg），过程顺利。定期复查未见异常。疗效评估为 PD（图 1-49 和图 1-50）。

患者于 2021 年 3 月 9 日复查上腹部磁共振增强扫描示：①肝 S_5 段病变，考虑转移；②右肾多发小囊肿。于 2021 年 3 月 10 日在彩超引导下行肝穿刺活检术，病理（肝脏）示，结合免疫组化结果，符合转移性鳞状细胞癌。免疫组化结果示：Her-2（0），MLH1（+），MSH2（+），MSH6（+），PMS2（+），GPC-3（-），CK19（+），

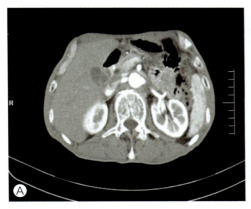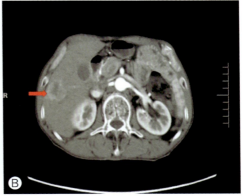

▲ 图 1-49　腹部增强 CT

A. 2021 年 11 月复查腹部增强 CT；B. 2021 年 3 月复查腹部增强 CT，见肝 S_5 段病变，考虑转移

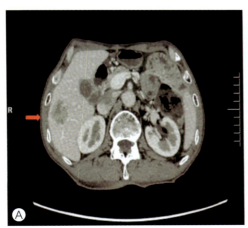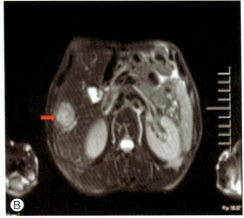

▲ 图 1-50　上腹部 CT 和 MRI 检查

A. 上腹部 CT 示肝转移灶；B 上腹部 MRI 示肝转移灶

Ki-67（约 40%+），Hep1（+），CK7（－），P40（+），P63（+），CK5/6（+）。2021 年 3 月 15 日 行 PD-L1 检 测，CPS 为 1。

免疫治疗成为食管鳞癌晚期二线及以上的标准治疗（表 1-11）。

1. 二线治疗

患者于 2021 年 3 月 17 日开始行二线治疗，治疗方案为：卡瑞利珠单抗（200mg）+ 奥沙利铂（120mg）+ 氟尿嘧啶（4g），3 周期治疗。2021 年 5 月 19 日上腹部磁共振增强扫描与

表 1-11　远处转移性食管癌的治疗原则（二线级以上治疗）ª

分　层ª	Ⅰ级专家推荐	Ⅱ级专家推荐	Ⅲ级专家推荐
PS=0～2 分	• 卡瑞利珠单抗（鳞癌，1A 类证据） • 帕博利珠单抗（鳞癌，PD-L1 CPS ≥ 10，1A 类证据） • 氟尿嘧啶＋伊立替康（2A 类证据） • 伊立替康＋替吉奥（2A 类证据） • Her-2 阳性腺癌，如果铂类治疗失败且既往未应用过曲妥珠单抗，则建议曲妥珠单抗联合紫杉醇（1A/2A 类证据） • 多西他赛单药（1A 类证据） • 紫杉醇单药（1A 类证据） • 伊立替康单药（1A 类证据）	• 纳武利尤单抗（鳞癌，2A 类证据） • 安罗替尼ᵇ（鳞癌，2A 类证据） • 阿帕替尼（对食管腺癌和食管胃交界处腺癌，1A 类证据；对食管鳞癌，2B 类证据）	多西他赛＋顺铂（2B 类证据）
PS ≥ 3 分	• 最佳支持治疗／对症处理（2A 类证据） • 临床研究		

a. 将分层因素由"PS=0～1 分和 PS ≥ 2 分"调整为"PS=0～2 分和 PS ≥ 3 分"；Ⅰ级专家推荐下增加卡瑞利珠单抗，1A 类证据；帕博利珠单抗由Ⅲ级专家推荐调整为Ⅰ级专家推荐，证据级别由 2B 调整为 1A，增加 PD-L1 CPS ≥ 10 条件；纳武利尤单抗由Ⅲ级专家推荐调整为Ⅱ级专家推荐，证据级别由 2B 调整为 2A；在"PS ≥ 3 分"中删除了Ⅰ级专家推荐下的化疗方案，并增加"最佳支持治疗／对症处理（2A 类证据）"和"临床研究"

b. 食管或胃肠道有溃疡者除外

2021 年 3 月 9 日同部位磁共振增强扫描比较，显示肝 S_5 段转移灶，较前增大。阅上腹部 MRI 检查，可见肿瘤中心呈高密度，考虑坏死可能，结合患者病史，评估假性进展可能。2021 年 5 月 20 日继续行原方案治疗 2 周期。疗效评价为 PD（图 1-51）。

2. 放射性粒子植入术

放射性粒子植入术术前计划见图 1-52。术中影像见图 1-53。术后验证见图 1-54。

疗效评价为 PR。患者治疗 1 个月后，2021 年 8 月腹部 CT（图 1-55）和腹部 MRI（图 1-56）示病灶较 2021 年 7 月治疗当天明显缩小。

【总结】

恶性肿瘤寡转移病灶在全身系统治疗效果不佳时，要考虑予以联合局部治疗。本例患者食管癌肝脏寡转移，予以局部转移病灶 ^{125}I 粒子植入术，取得了 PR 的疗效。

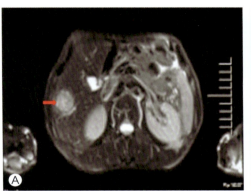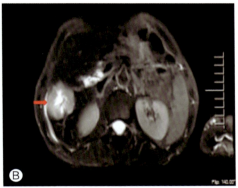

▲ 图 1-51   上腹部 MRI

A. 2021 年 3 月上腹部 MRI；B. 2021 年 5 月上腹部 MRI，与 A 对比，可见肝脏肿瘤明显增大，疗效评价为 PD

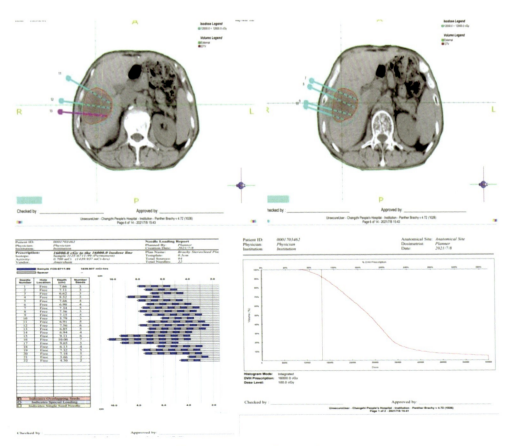

▲ 图 1-52   放射性粒子植入术术前计划

Patient ID: 0001703462
Physician: Physician
Institution: Institution

Anatomical Site: Anatomical Site
Dosimetrist: Planner
Date: 2021/7/8

Volume Name	GTV
Volume Total (cc)	120.7
DLV at 100.0 cGy	120.7 cc / 100.0 %
D100	9684.9 cGy / 60.5 %
D90	16929.5 cGy / 105.8 %
D80	20232.9 cGy / 126.5 %
V150	80.2 cc / 66.5 %
V100	111.4 cc / 92.3 %
V90	115.4 cc / 95.7 %
Min Dose	9684.9 cGy / 60.5 %
Max Dose	206457.7 cGy / 1290.4 %
Mean Dose	32752.7 cGy / 204.7 %
Median Dose	28594.4 cGy / 178.7 %
Modal Dose	32517.1 cGy / 203.2 %
EUD cGy	-

▲ 图 1-52（续） 放射性粒子植入术术前计划

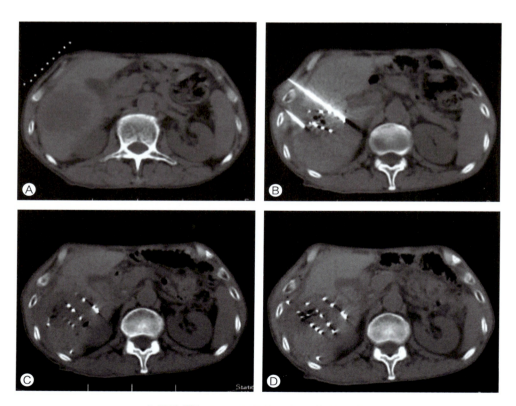

▲ 图 1-53 放射性粒子植入术术中影像（CT）

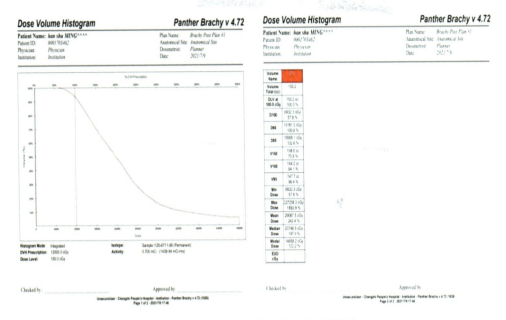

▲ 图 1-54　放射性粒子植入术术后验证

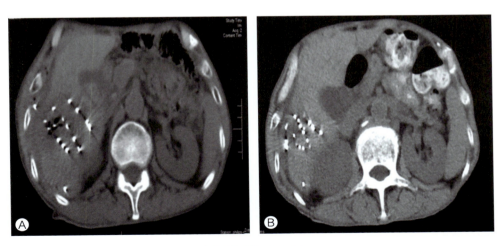

▲ 图 1-55　腹部 CT
A. 治疗当天腹部 CT；B. 治疗后 1 个月腹部 CT

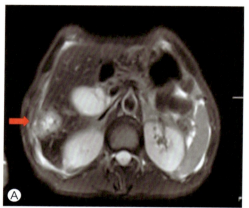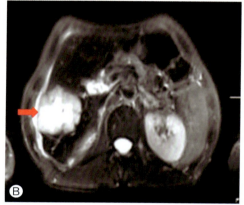

▲ 图 1-56　腹部 MRI

A. 治疗当天腹部 MRI；B. 治疗 1 个月后腹部 MRI

（马　宁　杜云毅）

八、食管癌免疫相关性心肌炎病例

【病例概述】

患者，女性，73 岁，ECOG 评分为 2 分。2020 年 4 月因进食后间断呕吐行胃镜提示食管癌，病理及免疫组化诊断为食管低分化鳞状细胞癌。既往有高血压病史，最高 < 160mmHg，曾药物降压治疗，目前血压在正常范围。心肌梗死病史十余年，规律冠心病用药。

【治疗】

1. 一线治疗

诊断明确后，患者于 2020 年 5 月 11 日行化疗 2 周期，方案为：紫杉醇（90mg，第 1 天和第 8 天应用）+ 奈达铂（30mg，第 1～3 天应用），每 21

天为 1 周期。于 2020 年 7 月 2 日行同步放化疗：放疗剂量为 60Gy/30F，奈达铂 30mg。患者于 2021 年 1 月 14 日疾病进展，出现肝转移、腹腔淋巴结转移；故于 2021 年 1 月 23 日再次行化疗 2 周期，方案为吉西他滨（1.2g，第 1 天和第 8 天应用），每 21 天为 1 周期，后复查病情进展。

2. 二线以上治疗

因患者病情进展，完善免疫治疗相关基线检查后，患者于 2021 年 3 月 22 日行卡瑞利珠单抗（艾瑞卡）200mg 静脉滴注。二线及以上治疗分层可参考 2020 版 CSCO 晚期食管癌诊疗指南（表 1-12）。

3. 不良反应

患者在治疗过程中，于 3 月 24 日

晚出现持续胸痛 3h,心电图无异常,请心内科会诊,建议观察,完善检验结果见表 1-13。3 月 25 日早上复查超敏肌钙蛋白 > 40 000ng/L,诊断免疫性心肌炎 G4 级(危重型)。

免疫相关心肌炎是肿瘤患者免疫治疗中罕见出现的不良反应,但我们仍要高度警惕。肿瘤免疫治疗导致的免疫性心肌炎这类不良反应病死率极高,目前尚缺乏公认的、有效的治疗手段。相关文献报道,从接受 PD-1 抑制药到发生严重心肌炎的中位时间间隔是 27 天,病死率高达 46%。(THE LANCET : Increased reporting of fatal immune checkpoint inhibitor-associated myocarditis.)。

这类不良反应治疗参考 CSCO 指南免疫相关心脏毒性治疗原则(表 1-14)。给予患者甲泼尼龙治疗,具体用药为:① 3 月 25 日至 3 月 26 日给予注射用甲泼尼龙琥珀酸钠 400mg,每天 1 次;② 3 月 27 日至 3 月 31 日给予注射用甲泼尼龙琥珀酸钠 1g,每天 1 次,给予吗替麦考酚酯片 500mg,每 12 小时 1 次;③ 4 月 1 日至 4 月 4 日给予注射用甲泼尼龙琥珀酸钠 500mg,每天 1 次;④ 4 月 5 日至 4 月 8 日给予注射用甲泼尼龙琥珀酸钠

表 1-12 2020 版 CSCO 晚期食管癌诊疗指南

分 层	Ⅰ级专家推荐	Ⅱ级专家推荐	Ⅲ级专家推荐
PS=0~2 分	• 卡瑞利珠单抗(鳞癌,1A 类证据) • 帕博利珠单抗(鳞癌,PD-L1 CPS ≥ 10,1A 类证据) • 氟尿嘧啶 + 伊立替康(2A 类证据) • 伊立替康 + 替吉奥(2A 类证据) • Her-2 阳性腺癌,如果铂类治疗失败且既往未应用过曲妥珠单抗,则建议曲妥珠单抗联合紫杉醇(1A/2A 类证据) • 多西他赛单药(1A 类证据)	• 纳武利尤单抗(鳞癌,2A 类证据) • 安罗替尼(鳞癌,2A 类证据) • 阿帕替尼(对食管腺癌和食管胃交界处腺癌,1A 类证据;对食管鳞癌,2B 类证据)	多西他赛 + 顺铂(2B 类证据)

表 1-13 免疫治疗前后相关指标变化

日 期	高敏肌钙蛋白 I(ng/L)	BNP(ng/L)	CK(U/L)	CK-MB(U/L)
3 月 18 日(治疗前)	< 1.5	781	44	35
3 月 24 日(治疗后)	1770.6	912.9	191	52

BNP. 脑钠肽前体;CK. 肌酸激酶;CK-MB. 肌酸激酶同工酶

表 1-14　CSCO 指南免疫相关心脏毒性治疗原则 *

分　级	描　述	治疗建议和管理（Ⅰ级专家推荐）	其他推荐
G1	轻度一过性反应，不必中断输液，不必干预	• 治疗前推荐检查 ECG 和检测 BNP、心肌损伤标志物（肌酸激酶和肌钙蛋白） • 轻度异常者治疗期间密切随访	
G2	治疗或者中断输液，对症处置（如抗组胺药、NSAID、麻醉药或静脉输液等）；24h 内预防性用药	请心内科积极处置基础疾病（心力衰竭、心房颤动等），主动控制心脏疾病危险因素（包括高血压、高血脂、吸烟和糖尿病等）	
G3	延迟性（如不必快速对症处置或暂时停止输液）；初始处理后症状再发；住院治疗处理后症状未能完全缓解	• 立即请心内科会诊 • 完善 ECG 检、心肌损伤标志物（肌酸激酶和肌钙蛋白）检查、炎症标志物（ESR、CRP、WBC）检查、心脏彩超或 MRI 检查 • 心电监护 • 永久停用 ICI • 给予甲泼尼龙冲击，1g/d，持续 3～5 天，治疗至心功能恢复基线后，在 4～6 周内逐渐减量	• Ⅱ级推荐 • 评估其他原因：病毒滴度、超声心动图、症状严重时行活检
G4	威胁生命的后果；需要紧急处理	• 永久停用 ICI • 立即请心内科会诊 • 完善 ECG 检查、心肌损伤标志物（肌酸激酶和肌钙蛋白）检查、炎症标志物（ESR、CRP、WBC）检查、心脏彩超或 MRI 检查 • 心电监护 • 永久停用 ICI • 给予甲泼尼龙冲击，1g/d，持续 3～5 天，治疗至心功能恢复基线后，在 4～6 周内逐渐减量 • 针对心力衰竭等，给予对症支持治疗（心力衰竭患者不适宜英夫利昔单抗）	• Ⅱ级推荐 • 激素治疗 24h 无改善，考虑加用 ATG（抗胸腺球蛋白）/英夫利昔单抗

*. 上述证据级别全部为 2A 类据，2 级及以上心肌炎建议永久停用 ICI

240mg，每天 1 次；⑤ 4 月 9 日至 4 月 14 日给予注射用甲泼尼龙琥珀酸钠 120mg，每天 1 次；⑥ 4 月 15 日患者好转出院，口服甲泼尼龙 80mg，每天 1 次，每周逐渐减量，吗替麦考酚酯片继续服用。

患者在激素治疗后进行疗效评价，治疗前后高敏肌钙蛋白的变化见图 1-57，治疗前后心肌酶谱的变化见图 1-58，治疗前后 BNP 的变化见图 1-59，治疗前后心脏射血分数的变化见图 1-60。

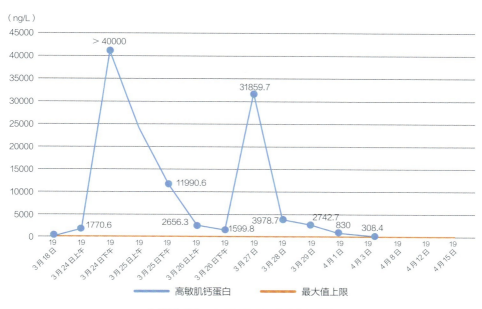

▲ 图 1-57　治疗前后高敏肌钙蛋白变化

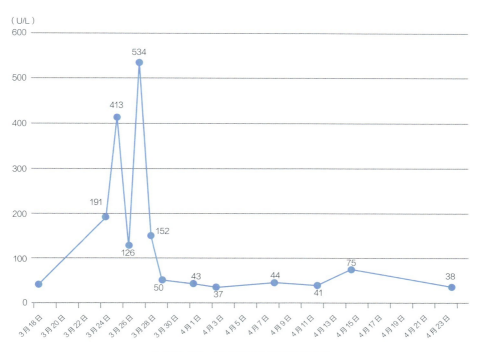

▲ 图 1-58　治疗前后心肌酶谱的变化

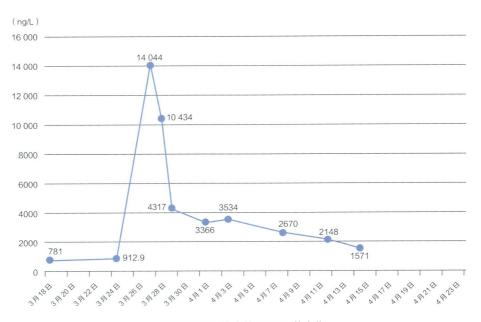

▲ 图 1-59　治疗前后 BNP 的变化

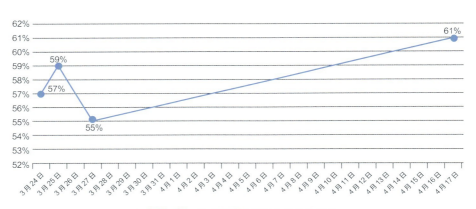

▲ 图 1-60　治疗前后心脏射血分数的变化

【总结】

临床上免疫性心肌炎的发生率较低，国外报道心肌炎中位发生时间为用药后 27 天，本例患者用药后 2 天发生，病情重，死亡风险大。

本例用药遵循指南规范，用药前后肌钙蛋白、BNP 明显发生变化，患者既往有冠心病史，高度怀疑心肌炎，暂不能完全排除急性冠状动脉综合征。患者高龄，体型瘦小，初始尝试 200mg

甲泼尼龙冲击治疗，复查肌钙蛋白有下降，继续给予 200mg 甲泼尼龙，复查肌钙蛋白继续下降。后续肌钙蛋白再次升高，将甲泼尼龙加量至 1g，联合吗替麦考酚酯，患者各项指标进行性下降，进一步证实大剂量激素疗效肯定。

该患者大剂量激素使用过程中配合 PPI 制剂，补充钙剂，患者无胃肠道等不适反应，病情好转出院，患者治疗过程中体能状态可，进食可，生活质量较高。

使用免疫药物治疗前与家属充分沟通非常重要。免疫治疗的不良反应发生率较低，但相关死亡风险一定要告知患方。2021 年 5 月该患者的 CT 提示病情进展，于院外镇痛对症治疗，2021 年 7 月下旬逝于家中。

【附：ICI 相关心肌炎】

ICI 相关心肌炎的临床分型根据病情严重程度建议分为：①亚临床心肌损伤；②轻症型心肌炎，临床情况介于亚临床心肌损伤与重症型心肌炎之间，cTn 与脑钠肽轻度升高；③重症型心肌炎，如二度房室传导阻滞、束支传导阻滞、节段性室壁运动异常、LVEF ＜ 50% 或心功能分级 Ⅱ～Ⅲ级，cTn 与脑钠肽明显升高；④危重型心肌炎，如血流动力学不稳定、心功能Ⅳ级、心电图多个导联 QRS 波增宽、完全性房室传导阻滞或室性心动过速或心室颤动、多器官功能衰竭等，cTn 与脑钠肽显著升高。

（王 琦 李 力）

九、食管癌免疫治疗相关性肝炎病例

【病例概述】

患者，男性，65 岁，ECOG 评分为 1 分。患者于 2008 年 3 月进食哽咽，确诊为食管中段鳞癌，行新辅助放疗，剂量为 50Gy/25F，同年 5 月行食管癌根治术。2016 年发现右上纵隔淋巴结转移，行局部放疗，剂量为 60Gy/30F，病灶明显缩小。2020 年 8 月再次出现进食哽咽，CT 示右上纵隔淋巴结明显增大，胃镜示食管癌术后改变、反流性食管炎、慢性非萎缩性胃炎伴充血、十二指肠球部腺瘤。病理检查提示局灶腺上皮轻度不典型增生。患者年轻时有结核性胸膜炎病史，已愈。

完善辅助检查后，患者被诊断为食管鳞癌新辅助放疗、根治术后，右上纵隔淋巴结转移放疗后局部进展。

【治疗】

食管癌局部复发治疗参考 2020 版 CSCO 食管癌局部复发诊疗指南（表 1-15）。

表 1-15　2020 版 CSCO 食管癌局部复发诊疗指南

分　层		Ⅰ级专家推荐	Ⅱ级专家推荐	Ⅲ级专家推荐
可手术切除	复发部位未接受过放疗	根治性手术（2A类证据）	• 同步放化疗（拒绝手术或有手术禁忌，2B类证据） • 化疗 + 放疗（不能耐受同步放化疗，2B类证据） • 化疗（2B类证据）	放疗（不能耐受同步放化疗，3类证据）
	复发部位接受过放疗	• 挽救性手术（1类证据） • 化疗（2A类证据）		
不可手术切除	复发部位未接受过放疗		• 同步放化疗（2B类证据） • 化疗 + 放疗（不能耐受同步放化疗，2B类证据） • 化疗（2B类证据）	放疗（不能耐受同步放化疗，3类证据）
	复发部位接受过放疗	化疗（2A类证据）		

1. 相关临床研究

Ⅱ期临床研究有"卡瑞利珠单抗联合阿帕替尼和化疗一线治疗晚期食管鳞癌"，主要研究者为黄镜教授（中国医学科学院肿瘤医院）。该研究主要终点为 ORR（80%）（表 1-16）；次要终点为 PFS（6.85 个月），DCR（96.7%），OS（19.43 个月）和安全性。中位随访时间为 24～98 个月

2. 治疗经过

明确诊断后，患者于 2020 年 8 月 19 日被给予白蛋白紫杉醇（200mg，

表 1-16　相关研究结果

疗效评价[a]	完全缓解（CR）	5（16.7%）
	部分缓解（PR）	19（63.3%）
	疾病稳定（SD）	5（16.7%）
	疾病进展（PD）	1（3.3%）
客观缓解率（ORR）		80%（95%CI 61.4%～92.3%）
疾病控制率（DCR）		96.7%（95%CI 82.8%～99.9%）

a. 疗效评价单位为患者数量（百分比）[n（%）]

第 1 天和第 8 天应用）+ 奈达铂（40mg，第 1～3 天应用）治疗 1 周期。于 2020 年 9 月至 2020 年 11 月，被予以卡瑞利珠单抗（200mg，第 1 天应用）+ 白蛋白紫杉醇（200mg，第 1 天和第 8 天应用）+ 奈达铂（40mg，第 1～3 天应用），每 21 天重复 1 次，治疗 4 周期（第 3、第 4 周期白蛋白紫杉醇剂量减量为 200mg，第 1 天应用，100mg 第 8 天应用；第 4 周期奈达铂减量为 30mg，第 1～3 天应用）。2020 年 12 月至 2021 年 4 月，患者被予以卡瑞利珠单抗（200mg，第 1 天应用）单药治疗，每 21 天重复 1 次。

3. 疗效评估

见图 1-61 和图 1-62。

4. 不良反应

不良反应治疗参考 irAE 治疗总体原则（表 1-17）及 CSCO 免疫检查点抑制药肝脏毒性管理指南（表 1-18）。

患者于 2020 年 11 月 5 日出现免疫性肌炎 2 级，被予泼尼松 40mg 口服，逐渐减量。2020 年 12 月 16 日出现 RCCEP（头颈部、躯干及四肢），被予沙利度胺 100mg/d，2 周后 50% 以上的皮疹消退。2021 年 3 月 4 日出现免疫性甲状腺功能减退（TSH 56.1），给予优甲乐 50mg/d，甲状腺功能逐渐恢复正常。2021 年 05 月出现免疫性肝炎 3 级，给予甲泼尼龙 + 吗替麦考酚酯治疗，ALT 逐渐降低。

该患者免疫性肝炎的治疗方案为：① 5 月 5 日至 5 月 8 日给予甲泼尼龙 80mg/d；② 5 月 9 日至 5 月 11 日给予甲泼尼龙 60mg/d；③ 5 月 12 日至 5 月 14 日给予甲泼尼龙 40mg/d；④ 5

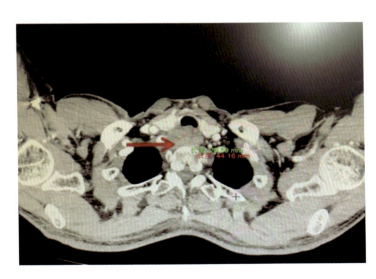

◀ 图 1-61 治疗前胸部 CT（2020 年 8 月）

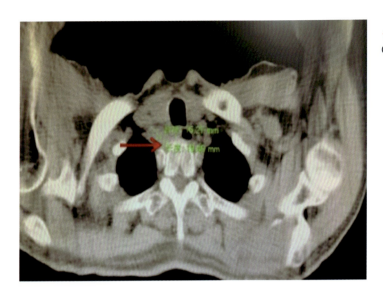

◀ 图 1-62　治疗后胸部 CT（2021 年 4 月）

表 1-17　irAE 总体治疗原则

分级	糖皮质激素	其他免疫抑制药	免疫治疗
G1（轻度）	不推荐	不推荐	推荐继续使用
G2（中度）	局部使用糖皮质激素，或者全身使用糖皮质激素，口服泼尼松 0.5～1mg/（kg·d）	不推荐	暂停使用
G3（重度）	全身糖皮质激素治疗，口服泼尼松或静脉使用甲泼尼龙 1～2mg/（kg·d）	对糖皮质激素治疗 3～5 天后症状未能缓解的患者，可考虑在专科医生指导下使用	停用，基于患者的风险/获益比讨论是否恢复免疫治疗
G4（危及生命毒性）	全身糖皮质激素治疗，静脉使用甲泼尼龙 1～2mg/（kg·d），连续 3 天，后逐渐减量至 1mg/（kg·d）	对糖皮质激素治疗 3～5 天后症状未能缓解的患者，可考虑在专科医生指导下使用	永久停用

表 1-18　CSCO 免疫检查点抑制药肝脏毒性管理指南

分级	描述	I 级专家推荐	II 级专家推荐
G1	• AST 或 ALT ＜ 3 倍正常值上限（ULN） • 总胆红素 ＜ 1～5 倍正常值（ULN）	继续 ICI 治疗	每周监测 1 次肝功能，如肝功能稳定，适当减少监测频率

（续　表）

分　级	描　述	Ⅰ级专家推荐	Ⅱ级专家推荐
G2	• AST 或 ALT 3～5 倍正常值上限（ULN） • 总胆红素 1.5～3 倍正常值（ULN）	• 暂停 ICI 治疗 • 0.5～1mg/（kg·d）泼尼松口服，如肝功能好转慢慢减量，总疗程至少 4 周；泼尼松减量至≤ 10mg/d 且肝毒性≤ 1 级，可考虑重新 ICI	每 3 天检测 1 次肝功能
G3	• AST 或 ALT 5～20 倍正常值上限（ULN） • 总胆红素 3～10 倍正常值（ULN）	• G4：建议永久停用 ICI 治疗，静脉使用甲泼尼龙，1～2mg/kg，待肝毒性降至 2 级后，可等效改换口服的泼尼松并继续缓慢减量，总疗程至少 4 周 • 3 天后如肝功能无好转，考虑加用麦考酚酯（500～1000mg，每天 2 次）	• G3：建议停用 ICI，泼尼松剂量减至≤ 10mg 且肝毒性≤ 1 级，可考虑重新 ICI • 每 1～2 天检测 1 次肝功能如麦考酚酯效果仍不佳，可换用他克莫司 • 请肝病专家会诊
G4	• AST 或 ALT > 20 倍正常值上限（ULN） • 总胆红素 > 10 倍正常值（ULN）	不推荐使用英夫利昔单抗考虑住院治疗	进行肝脏 CT 或超声检查考虑肝活检

月 15 日至 5 月 20 日口服等剂量泼尼松 50mg；⑤ 5 月 21 日至 5 月 22 日给予甲泼尼龙 120mg/d+ 吗替麦考酚酯；⑥ 5 月 22 日至 5 月 24 日给予甲泼尼龙 240mg/d；⑦ 5 月 25 日至 5 月 28 日给予甲泼尼龙 120mg/d；⑧ 5 月 29 日至 6 月 1 日给予甲泼尼龙 80mg/d；⑨ 6 月 2 日至 6 月 10 日给予甲泼尼龙 60mg/d，后改为泼尼松片 50mg/d，每周逐渐减量至停服。治疗前后丙氨酸氨基转移酶情况见图 1-63。

【总结】

对于食管癌免疫治疗相关性肝炎的治疗方案，应基于指南而又不拘于指南，跟进最新治疗前沿，采用免疫联合化疗方案，使患者获得较长 PFS。

本例患者出现多脏器免疫治疗不良反应时，予激素对症治疗，期间 ALT 再次升高，考虑前期甲泼尼龙剂量不宜减量过快。患者出现 3 级免疫性肝炎，治疗后肝功能恢复，根据指南可尝试重启免疫治疗，但该患者多脏器免疫不良反应，能否进一步重启免疫治疗可以进一步探讨。截至 2022 年 1 月，患者复查病情稳定，肝功能正常，生活质量高。

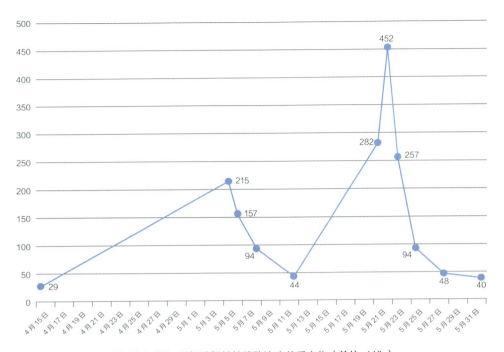

▲ 图 1-63　丙氨酸氨基转移酶治疗前后变化（单位：U/L）

（王　琦　李　力）

第2章
胃恶性肿瘤

一、胃神经内分泌肿瘤病例

【病例概述】

患者，女性，55岁，身高为160cm，体重为60kg，ECOG评分为0分。既往体健。无不良嗜好。停经5年。患者大舅逝于胃癌，二姐逝于胰腺癌。患者于2019年12月至2020年1月因"皮肤苍白2年，消瘦6kg"于外院检查。Hb为69g/L，予输血治疗；肠镜检查未见异常；胃镜提示胃体大弯中下部黏膜不规则隆起、粗糙、糜烂，局部可见溃疡形成；病理提示黏膜慢性活动性炎，伴糜烂，少量腺体轻度异型增生。

【诊疗经过】

1. 第一阶段诊疗经过

患者于2020年3月就诊于普外科。2020年3月16日CT检查（图2-1）示胃窦部及邻近胃体部弥漫增厚，最厚处约1.6cm，胃壁黏膜面毛糙，浆膜面光整。增强扫描后不均匀强化，胃周间隙欠清，散在小淋巴结，较大者约0.7cm。考虑胃癌可能。

2020年3月17日胃镜（图2-2）提示胃体中下部大弯侧大部黏膜匐行分叶样隆起，散在小片黏膜缺损白苔，内镜下高频电大块活检。镜下诊断为可疑胃淋巴瘤。病理回报示胃体黏膜下间质中见挤压的细胞，结构欠清；免疫组化结果为AE1/AE3（+），CAM 5.2（+），CD3（-），CD20（-），CGA（+），Syn（+），Ki-67（约5%+），CD 56（+），P63（-），符合神经内分泌瘤（G2）。

患者于2020年3月28日全身麻醉下行"全胃切除、脾切除术"，术中见肿瘤位于胃体大弯，未浸出浆膜，胃周多发淋巴结肿大。脾门淋巴结肿大，与脾动静脉关系密切，无法彻底清除，予以清扫淋巴结，切除脾脏（图2-3）。

术后病理诊断为胃体胃窦神经内

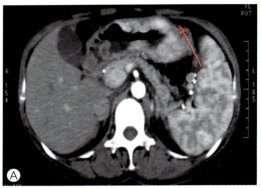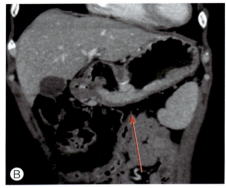

▲ 图 2-1　胃 CT 检查（2020 年 3 月 16 日）

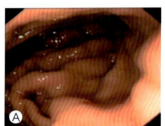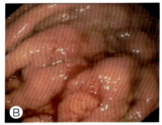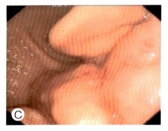

▲ 图 2-2　胃镜检查（2020 年 3 月 17 日）

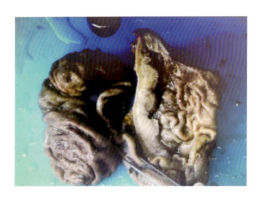

▲ 图 2-3　术后大体病理

分泌瘤（G2），肿物大小为 10cm×5cm×2cm，肿物浸润胃壁全层达浆膜下，脉管内可见瘤栓，未见明确神经

累犯。免疫组化结果（图 2-4）可见 AE1/AE3（+），Syn（+），CgA（+），CD56（+），Ki-67（约 15%+），P53（野生型），SSTR2（100%+），Rb1（+），Gastrin（局灶 +），insulin（−）。送检标本上下切缘未见瘤组织累犯。网膜可见多个瘤结节。脾脏可见慢性淤血性脾大，脾门可见一副脾结节，直径为 1cm，另见 4 枚淋巴结呈反应性增生。送检淋巴结转移性瘤及瘤结节可见：1 组 0/1，3b 组 0/1，4sa 组 0/4，4sb 组 5/5，4d 组 4/4，6 组 1/2，7 组 0/3，8a

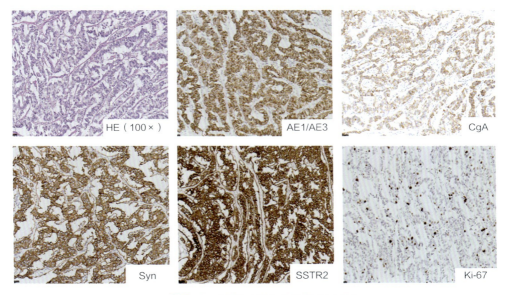

▲ 图 2-4 术后免疫组化（2020 年 4 月）

组 0/1，9 组 0/4，10 组 0/1，11d 组 1/1，11p 组 1/2。送检 2 组、3a 组、5 组、12a 组未见瘤组织累犯（12/29）。

2. 第二阶段诊疗经过

患者在 2020 年 4 月 20 日就诊。辅助检查示胃泌素为 15pg/ml（28.10～106.5pg/ml），抗壁细胞抗体（－），抗内因子抗体（－），血清嗜铬粒蛋白 A（CgA）37.29ng/ml（27.00～94.00ng/ml），肿瘤标志物 AFP、CEA、CA19-9、SCC、CA724、CA242、CA125、NSE、ProGRPG 等均无异常。诊断依据 WHO 2019 年胃神经内分泌肿瘤亚型的关键临床病理特征（表 2-1）和 WHO 2019 年胃肠 / 肝胆胰 NEN 分类及分级标准（表 2-2）。

表 2-1　WHO 2019 年胃神经内分泌肿瘤亚型的关键临床病理特征

特　征	1 型 ECL 细胞 NET	2 型 ECL 细胞 NET	3 型 NET
男女比例	0.4：1	1：0.1	2.8：1
相对频率	80%～90%	5%～7%	10%～15%
高胃泌素血症	是	是	否
胃窦 G 细胞增生	是	否	否

（续 表）

特 征	1 型 ECL 细胞 NET	2 型 ECL 细胞 NET	3 型 NET
胃酸分泌	低或缺乏	高	正常
黏膜病变	萎缩性胃炎	壁细胞肥大 / 增生	无特征性改变
ECL 细胞增殖	是	是	否
分级	G1 G2（罕见） G3（极罕见）	G1 G2（罕见）	G1（罕见） G2 G3（罕见）
分期	Ⅰ～Ⅱ：95% Ⅲ：4% Ⅳ：1%	Ⅰ～Ⅱ：70% Ⅲ：20% Ⅳ：10%	Ⅰ～Ⅱ：38% Ⅲ：32% Ⅳ：30%
转移率	1%～3%	10%～30%	50%
5 年生存率	约 100%	60%～90%	＜ 50%
胃镜下表现	分布于胃底胃体的多发息肉样或黏膜下隆起，胃底体黏膜萎缩	分布于胃底胃体的多发息肉样或黏膜下隆起，胃底体黏膜肥厚或糜烂	分布于全胃的单发病变，形态多样，胃黏膜正常

表 2-2　WHO 2019 年胃肠 / 肝胆胰 NEN 分类及分级标准

命 名	分化程度	分 级	核分裂象数 [a]（2mm²）	Ki-67 指数 [b]
NET，G1		低	＜ 2	＜ 3%
NET，G2	高分化	中	2～20	3%～20%
NET，G3		高	＞ 20	＞ 20%
NEC，小细胞型（SCNEC）	低分化	高	＞ 20	＞ 20%
NEC，大细胞型（LCNEC）		高	＞ 20	＞ 20%
混合性神经内分泌 - 非神经内分泌肿瘤（MiNEN）	高或低分化	多样的 [c]	多样的 [c]	多样的 [c]

NEC. 神经内分泌癌；NET. 神经内分泌瘤

a. 核分裂象数表示为每 2mm² 核分裂象计数（该面积等于 40 倍放大倍数及每个视野直径 0.5mm 情况下的 10 个高倍镜视野，通过计数 50 个 0.2mm² 的视野；Ki-67 增殖指数通过计算高染色区域（即热点区）至少 500 个细胞获得；最终分级采用两种增殖指数所对应的分级中较高的分级

b. 低分化 NEC 并无正式分级，但根据其定义，一般考虑为高分级

c. 在大部分 MiNEN 中，神经内分泌肿瘤和非神经内分泌肿瘤成分均为低分化的，并且神经内分泌肿瘤成分的增殖指数与其他 NEC 一致。但这一概念分类允许这两种成分均可能是高分化的，并且这两种成分在适用的情况下均应分别进行分级

患者于 2020 年 4 月 26 日行 PET/CT 检查（图 2-5），示腹壁切口处可见一局限性 FDG 及奥曲肽分布增高结节影——转移结节（大小为 0.8cm×0.9cm），胰腺后下方可见多发奥曲肽分布增高的淋巴结影——转移（最大者 1.3cm×1.5cm，未见异常 FDG 摄取）。

患者被诊断为 3 型胃神经内分泌瘤（G2 级，无功能性），腹膜转移，腹腔及腹膜后淋巴结转移，$T_3N_2M_1$ Ⅳ期。再次回顾术前 CT（图 2-6），可见肠系膜上静脉旁淋巴结，累及肠系膜上静脉左侧，形成局部充盈缺损。进展期胃肠胰神经内分泌肿瘤抗肿瘤生长药物治疗选择见图 2-7。

3. 第三阶段诊疗经过

患者自 2020 年 5 月 14 日开始，使用注射用醋酸奥曲肽微球（善龙）30mg，每 4 周重复 1 次至今，疗效评价为 SD。2020 年 7 月 7 日复查 CT，

^{18}F-FDG-PET/CT

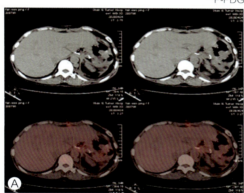
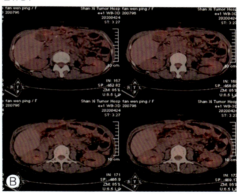

^{18}F-SSA-PET/CT

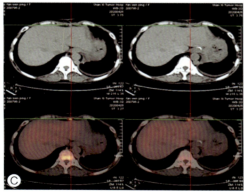
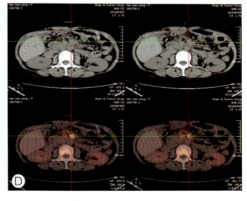

▲ 图 2-5 PET/CT 双扫描（2020 年 4 月）

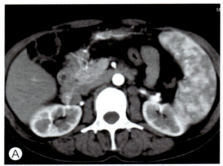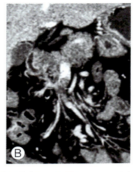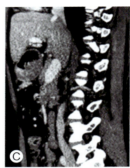

▲ 图 2-6　术前肠 CT（2020 年 3 月 16 日）

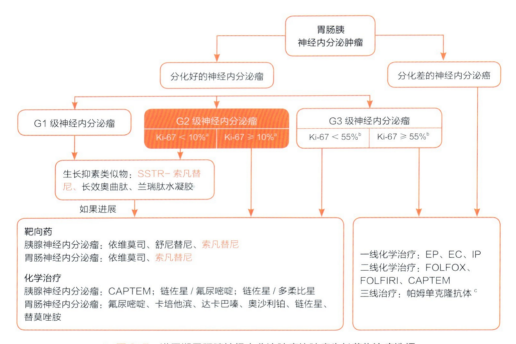

▲ 图 2-7　进展期胃肠胰神经内分泌肿瘤抗肿瘤生长药物治疗选择

a. Ki-67 截断值基于 CLARINET 神经内分泌瘤研究；b. Ki-67 截断值基于 NORDIC 神经内分泌癌研究；
c. MSI-H，dMMR，TMB-H 可尝试

提示腹膜后及肠系膜散在增大淋巴结影，较大者 1.4cm×1.9cm，边缘欠清，增强后强化不均匀，转移不除外（图2-8）。

【总结】

我们临床接诊到胃神经内分泌瘤的时候，除了明确分级、分期之外，一定还要有分型的概念。胃是全身唯

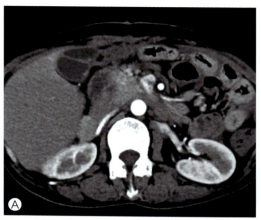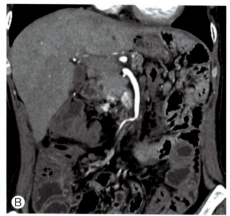

▲ 图 2-8　2020 年 7 月 7 日复查腹膜 CT

一的分型器官。胃 NET 分为 3 型，根据胃泌素水平、抗壁细胞抗体和抗内因子抗体结合胃镜下表现即可分型。不同的分型有不同的诊治、不同的评估及不同的预后。本病例术前评估不到位，未能充分发现所有的病灶，未能做到 R_0 切除。

（张素珍　冯惠枝　原　琦　杨牡丹）

二、胃癌术后 Her-2 阳性快速进展病例

【病例概述】

患者，男性，74 岁。身高为 177cm，体重为 76kg，ECOG 评分为 1 分。患者于 2019 年 7 月 8 日全身麻醉下行"胃癌根治、远端胃切除术"，术中见肿物位于胃窦处，大小约 4cm×3cm×2cm，呈溃疡型，外侵明显，侵全层。胃左、小弯侧等淋巴结肿大。术后病理提示胃窦腺癌，中分化，溃疡（Lauren 分型：肠型），肿物大小为 2.5cm×2cm×0.8cm，浸润胃壁黏膜肌层，达黏膜下层，未见明确神经及脉管累犯。送检标本上、下切缘未见癌。网膜未见癌。淋巴结转移性癌：送检小弯侧 1/12，大弯侧 1/1。分期为 $pT_1N_1M_0$ Ⅰb 期。免疫组化结果示 MLH1（＋），PMS2（＋），MSH2（＋），MSH6（＋），Her-2（＋＋＋）。院外口服替吉奥 4 周期，口服替吉奥结束时间为 2019 年 11 月 7 日。2019 年 10 月 28 日复查 PET/CT，提示胃癌术后改变，胃体后方及腹膜后腹主动脉周多发淋巴结转移，最大直径为 1.5cm。

2019 年 11 月 11 日 CT 检 查 示

腹膜后部分淋巴结增大，最大直径为1.7cm（图2-9）。

患者被诊断为：①胃癌术后，Her-2（+++），pMMR，腹腔淋巴结转移，Ⅳ期，ECOG评分为1分；②腹股沟疝修补术后；③高血压病2级（中危）。

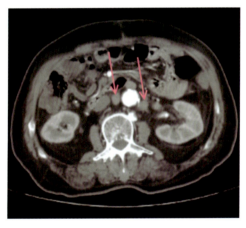

▲ 图2-9　2019年11月11日胃部CT

【诊疗经过】

1. 第一阶段治疗经过

患者于2019年11月7日入院，给予"曲妥珠单抗＋奥沙利铂＋多西他赛"化疗3周期，具体剂量为：曲妥珠单抗550mg（第1周期）；曲妥珠单抗440mg+奥沙利铂0.18g+多西他赛90mg（第2周期开始）。因替吉奥术后辅助治疗3个月就出现转移，所以未使用氟尿嘧啶类药物。

患者于2020年1月21日复查CT，提示胃癌术后，与2019年11月11日CT比较，腹膜后淋巴结缩小，最大径为1.0cm（图2-10）。疗效评价为PR。

2. 第二阶段治疗经过

患者于2020年2月7日、2月27日、3月19日再次被给予"曲妥珠单

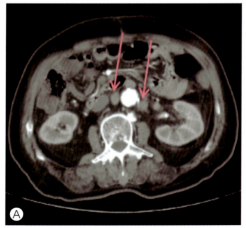
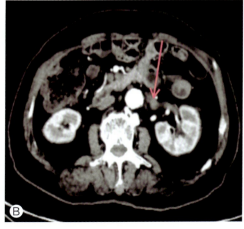

▲ 图2-10　胃部CT
A. 2019年11月11日胃部CT；B. 2020年1月21日胃部CT

抗＋奥沙利铂＋多西他赛"化疗 3 周期，具体剂量为：曲妥珠单抗 550mg 第 1 周期；曲妥珠单抗 440mg＋奥沙利铂 0.18g＋多西他赛 90mg（第 2 周期开始）。2020 年 4 月 20 日复查 CT，提示胃癌术后改变，与 2020 年 1 月 21 日 CT 比较，腹膜后淋巴结转移缩小，最大径为 0.6cm（图 2-11）。疗效评价为 cCR。继续原方案治疗 1 周期。

3. 第三阶段治疗经过

自 2020 年 5 月 14 日起，给予患者"卡培他滨＋曲妥珠单抗"维持治疗。肿瘤标志物变化情况图 2-12。定期复查腹部 CT，提示未见明显变化。疗效评价为 cCR。末次随访时间为 2022 年 2 月 13 日。

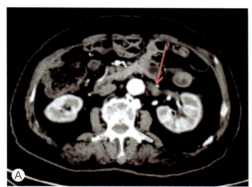
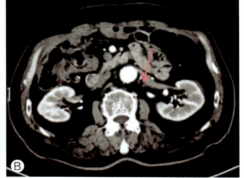

▲ 图 2-11　胃部 CT
A. 2020 年 1 月 21 日胃部 CT；B. 2020 年 4 月 20 日胃部 CT

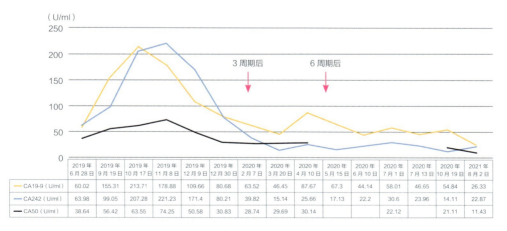

（U/ml）	2019 年 6 月 28 日	2019 年 9 月 19 日	2019 年 10 月 17 日	2019 年 11 月 8 日	2019 年 12 月 9 日	2019 年 12 月 30 日	2020 年 2 月 7 日	2020 年 3 月 20 日	2020 年 4 月 10 日	2020 年 5 月 15 日	2020 年 6 月 10 日	2020 年 7 月 1 日	2020 年 7 月 13 日	2020 年 10 月 19 日	2021 年 8 月 2 日
CA19-9（U/ml）	60.02	155.31	213.71	178.88	109.66	80.68	63.52	46.45	87.67	67.3	44.14	58.01	46.65	54.84	26.33
CA242（U/ml）	63.98	99.05	207.28	221.23	171.4	80.21	39.82	15.14	25.66	17.13	22.2	30.6	23.96	14.11	22.87
CA50（U/ml）	38.64	56.42	63.55	74.25	50.58	30.83	28.74	29.69	30.14			22.12		21.11	11.43

▲ 图 2-12　肿瘤标志物变化（2019 年 6 月 28 日至 2021 年 8 月 2 日）

【总结】

该患者系早期胃癌根治术后，短期内出现疾病进展，可能与患者系 Her-2 阳性胃癌，有独特的临床病理特征相关。对于 Her-2 阳性胃癌患者，指南推荐"曲妥珠单抗联合全身化疗"。该患者术后病理示 Her-2（+++），二线应用"曲妥珠单抗 + 奥沙利铂 + 多西他赛"取得显著疗效。因此，对于有明确靶点的患者，治疗过程中优先应用靶向治疗。

（张素珍 原 琦 杨牡丹）

三、Her-2 阳性晚期胃癌转化治疗病例

【病例概述】

患者，女性，49 岁。患者于 2017 年 6 月出现上腹部不适、便血。2017 年 7 月 4 日胃镜检查提示贲门及胃体可见大面积的不规则隆起，呈菜花样。病理提示（图 2-14）（胃体 - 胃角）高 - 中分化腺癌，Lauren 分型为肠型。免疫组化示 Her-2（+++），Ki-67（约 50%+）。电子胃镜检查（图 2-13）镜

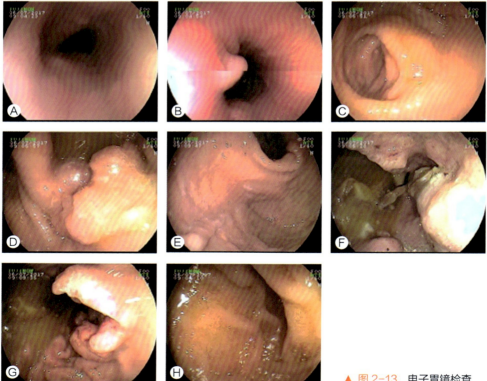

▲ 图 2-13　电子胃镜检查

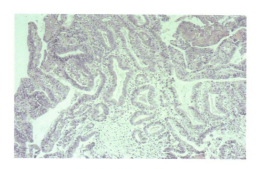

▲ 图 2-14　病理检查

检可见贲门下及胃体黏膜环周至胃角有大面积的不规则隆起，呈菜花样，取检 5 块，质脆，出血多，蠕动差。诊断为胃癌。

【诊疗经过】

1. 诊断经过

患者肿瘤标志物检查示 CEA 为 3.53ng/ml，CA19-9 为 51U/ml，CA724 为 7.18 ng/ml，均升高。血常规、肝肾无明显异常。胸腹盆 CT（图 2-15）检查提示胃角小弯侧胃壁局限性增厚（最厚处约 1.5cm），考虑胃癌；胃小弯侧多发肿大淋巴结，考虑转移性淋巴结；肝实质内混杂密度肿块影（7.2cm×6.2cm），结合病史考虑转移。头颅磁共振及骨扫描未见异常。诊断为胃癌，Ⅳ期，肝转移。

2. 第一阶段治疗经过

患者于 2017 月 7 月 12 日行肝动脉化疗栓塞术。2017 年 7 月 31 日至 2017 年 12 月 15 日进行曲妥珠单抗 + XELOX 方案化疗 6 周期。剂量根据

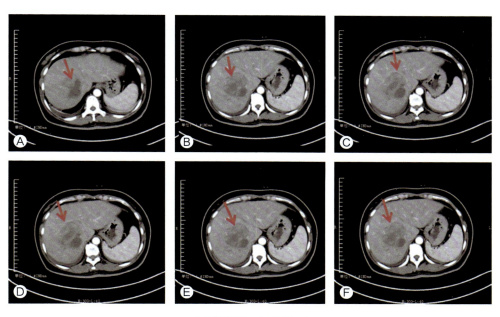

▲ 图 2-15　胸腹盆 CT

身高（159cm）、体重（54kg）、体表面积（1.54m^2）确定。具体剂量为：曲妥珠单抗首剂430mg（8mg/kg），维持320mg（6mg/kg）第1天应用；奥沙利铂200mg（130mg/m^2），第1天应用；卡培他滨1.5g（1000mg/m^2，每天2次，第1~14天应用。一线治疗可参考2017版CSCO原发性胃癌诊疗

指南（表2-3）。治疗期间肿瘤标志物CEA、CA19-9变化曲线见下图2-16，2周期后肿瘤标志物正常。2周期、4周期、6周期后复查CT病灶变化（图2-17至图2-19）。结合CT检查，2周期、4周期、6周期综合疗效评价为PR。建议患者手术治疗，患者拒绝手术。

表2-3　2017版CSCO原发性胃癌诊疗指南一线治疗

分　层	基本策略	可选策略
PS=0~1分	Her-2阳性：曲妥珠单抗联合氟尿嘧啶/卡培他滨+顺铂化疗（1类证据）	• 曲妥珠单抗联合其他一线化疗方案（2B类证据） － 奥沙利铂+卡培他滨 － 替吉奥+顺铂 － 多西他赛+奥沙利铂+卡培他滨 － 多西他赛+顺铂+替吉奥

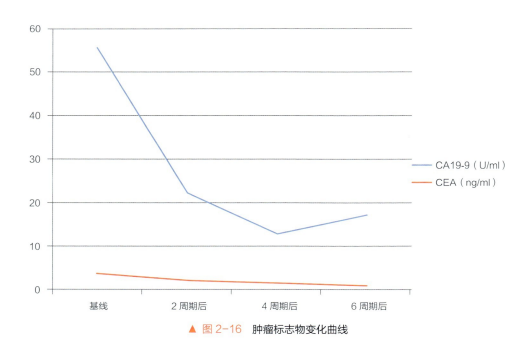

▲ 图2-16　肿瘤标志物变化曲线

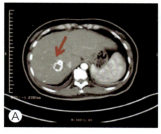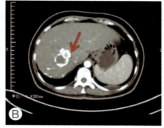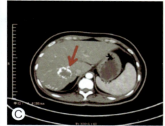

▲ 图 2-17　2 周期（4.6cm）

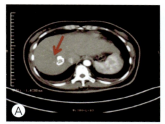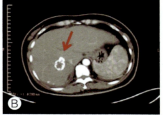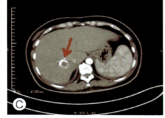

▲ 图 2-18　4 周期（3.5cm）

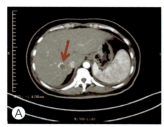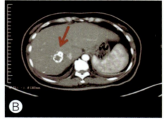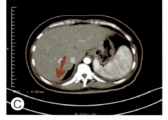

▲ 图 2-19　6 周期（3.0cm）

3. 第二阶段治疗经过

患者于 2017 年 12 月 15 日至 2019 年 4 月进行曲妥珠单抗＋卡培他滨治疗。剂量根据身高（159cm）、体重（54kg）、体表面积（1.54m²）确定。具体剂量为：曲妥珠单抗首剂 440mg，第 1 天应用；卡培他滨 1.5g（1000mg/m²），每天 2 次，第 1～14 天应用；每 21 天重复 1 次。2018 年 6 月、2018 年 9 月、2019 年 1 月疗效评价为持续 PR（图 2-20）。

2019 年 5 月患者胸腹盆增强 CT 提示胃角小弯胃壁局限性增厚，近端病变较前变化不大，远端病变较前增大；胃小弯侧多发淋巴结，较前变化不大；肝内转移碘油栓塞术后，较前

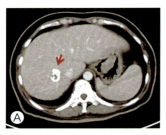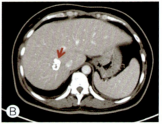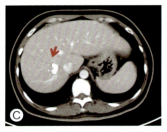

▲ 图 2-20 曲妥珠单抗 + 卡培他滨 CT 疗效评价

A. 2.5cm（2018 年 6 月 20 日）；B. 2.2cm（2018 年 9 月 19 日）；C. 2.1cm（2019 年 1 月 16 日）

缩小（1.6cm）。电子胃镜（图 2-21）镜下可见贲门下方沿胃体后壁小弯侧至胃角处有大面积菜花样隆起，表面溃烂，触之易出血。

患者在 2019 年 5 月 13 日于我院行全胃切除空肠代胃术（肝脏病变术中未切除）。术后病理检查结果提示贲门胃小弯侧溃疡型高 - 中分化腺癌，Lauren 分型为肠型；肿物大小为 9cm×7cm×1.5cm；肿物浸润至外膜；未见脉管癌栓及神经侵犯；切缘阴性；淋巴结转移（0/25）。免疫组化

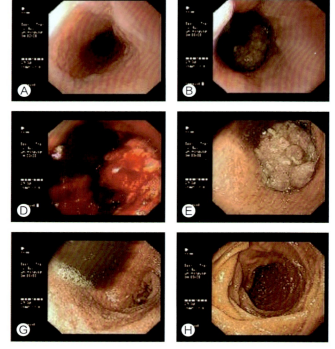

▲ 图 2-21 电子胃镜检查结果

A. 食管；B. 贲门；C. 胃体；D. 胃体；E. 胃角；F. 胃窦；G. 十二指肠球部；H. 十二指肠降部

提示 Ki-67（80%+），Her-2（+++），PMS2（+），MLH1（+），MSH2（+），MSH6（+）。患者因自身原因，术后未行进一步治疗。

4. 第三阶段治疗经过

因患者肝脏病变存在，反复沟通后，于 2019 年 10 月给予患者曲妥珠单抗靶向治疗。剂量根据体重（42kg）确定，具体为曲妥珠单抗 252mg（6mg/kg），第 1 天应用，每 3 周重复 1 次。2019 年 11 月 20 日患者复查 CT 提示肝 S_6、S_7 段新发转移（1.0cm、0.8cm），建议患者再次穿刺活检，患者拒绝。

患者于 2019 年 11 月 25 日行肝动脉化疗栓塞术。2020 年 1 月 2 日至 2021 年 1 月行卡培他滨 + 曲妥珠单抗治疗。剂量根据身高（159cm）、体重（42kg）、体表面积（1.38m^2）确定。具体剂量为：曲妥珠单抗首剂 252mg（6mg/kg），第 1 天应用；卡培他滨 1.5g（1000mg/m^2），每天 2 次，第 1～14 天应用；每 21 天重复 1 次。期间复查病情稳定。肿瘤标志物 CEA、CA19-9 变化见图 2-22。胃镜提示吻合口未见异常。患者于 2021 年 1 月复查 CT，提示肝脏病灶较前缩小，S_6、S_7 段病灶消失。2020 年 1 月至 2021 年 1 月卡培他滨 + 曲妥珠单抗治疗期间 CT 病灶变化见图 2-23。

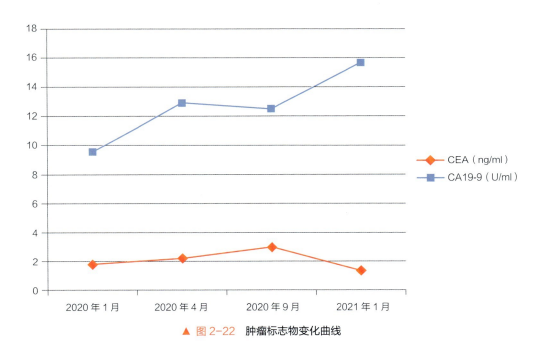

▲ 图 2-22　肿瘤标志物变化曲线

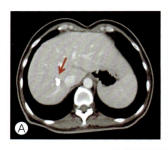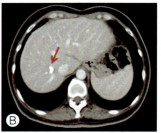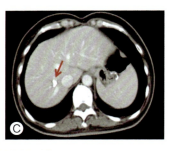

▲ 图 2-23 卡培他滨 + 曲妥珠单抗治疗期间 CT 病灶变化

A. 病灶 1.5cm（2020 年 1 月）；B. 病灶 1.5cm（2020 年 9 月）；C. 病灶 1.3cm（2021 年 1 月）

患者治疗过程中耐受性良好。2021 年 6 经我院 MDT 后建议行肝脏射频消融，射频治疗后可暂停目前靶向 + 化疗，患者表示暂不考虑，继续原方案治疗；目前仍在卡培他滨 + 曲妥珠单抗治疗中。剂量根据身高（159cm）、体重（42kg）、体表面积（1.38m²）确定。具体剂量为：曲妥珠单抗首剂 252mg（6mg/kg），第 1 天应用；卡培他滨 1.5g（1000mg/m²），每天 2 次，第 1～14 天应用；每 21 天重复 1 次。

【总结】

1. 治疗回顾

患者治疗经过回顾如下：① 2017 年 7 月 12 日行肝动脉化疗栓塞术。2017 年 7 月 31 日至 2017 年 12 月 15 日进行曲妥珠单抗 +XELOX 方案化疗 6 周期，2 周期、4 周期、6 周期综合疗效评价为 PR；建议患者手术，患者拒绝。② 2017 年 12 月 15 日至 2019 年 4 月进行曲妥珠单抗 + 卡培他滨治疗，3 个月、6 个月、9 个月疗效评价为持续 PR。2019 年 5 月 CT 提示胃角小弯胃壁局限性增厚，远端病变较前增大，2019 年 5 月 13 日于我院行全胃切除空肠代胃术（肝脏病变未切除），术后未行进一步治疗。③ 2019 年 10 月继续给予曲妥珠单抗靶向治疗；2019 年 11 月 CT 提示肝新发转移，于 2019 年 11 月 25 日行肝动脉化疗栓塞术，2020 年 1 月 2 日进行卡培他滨 + 曲妥珠单抗治疗，2021 年 1 月 CT 提示肝脏病灶较前缩小，S_6、S_7 段病灶消失。（截至本文发布）患者仍在治疗中。

2. 结论

成功经验：对于 Her-2 阳性的晚期胃癌患者，在化疗基础上联合抗 Her-2 治疗，创造了手术机会，明显改善了患者的预后；肿瘤患者在治疗过程中要重视 MDT 的重要性，多学科联合诊疗有助于患者在合适时机进行合适治疗，使患者最大获益。

治疗中的遗憾：胃部病灶手术切除时未通过术中超声引导将肝脏病灶一起切除或术中进行射频消融。治疗过程中相关科室间的沟通协作尤为重要。

本病例治疗方案遵循指南，在曲妥珠单抗的应用中，因无标准的用药时间限定，用药时间比较长，治疗过程中需密切监测药物不良反应，尤其是心脏毒性。

（李　静）

四、胃癌肝转移典型病例

【病例概述】

患者，女性，52 岁，ECOG 评分为 1 分。患者因上腹不适于 2017 年 7 月 3 日在晋城大医院门诊行腹部磁共振检查，结果提示肝左叶内侧段及右叶后上段间异常信号影，考虑恶性病变，以胆管细胞癌可能性大。既往体健。否认家族遗传疾病病史。

【诊疗经过】

1. 辅助检查

患者于 2017 年 7 月 4 日入住肿瘤科，入院后检验 CEA、CA19-9 升高，行胃镜检查提示胃癌（图 2-24）。病理（图 2-25）结果回报为（胃体 - 胃角）高 - 中分化腺癌，Lauren 分型为肠型。Her-2（+++），Ki-67（约 50%+）。胸腹盆增强 CT（图 2-26）提示胃角小弯侧胃壁局限性增厚，考虑胃癌；胃小弯侧多发肿大淋巴结，考虑转移性淋巴结；肝实质内混杂密度肿块影（7.2cm），考虑转移。头颅磁共振及骨扫描均未见转移病灶。

2. 治疗经过

诊断明确后，患者后续治疗方案参考 2017 版 NCCN 胃癌诊疗指南（表 2-4），采用全身治疗、靶向治疗和局部介入联合治疗。

患者于 2017 年 7 月 12 日行肝动脉化疗栓塞术。2017 年 7 月 31 日至 2017 年 11 月 23 日给予曲妥珠单抗 + XELOX 方案化疗 6 周期，具体方案为曲妥珠单抗 440mg（6mg/kg）第 1 天应用 + 奥沙利铂 200mg（130mg/m²），第 2 天应用 + 卡培他滨 1.5g（1000mg/m²），每天 2 次，第 2～15 天应用，每 21 天重复 1 次。主要不良反应为 1 度胃肠道反应。2 周期、4 周期、6 周期综合疗效评价为 PR（图 2-27）。

6 周期结束，2017 年 12 月 15 日继续给予赫赛汀 + 卡培他滨维持治疗，具体方案为曲妥珠单抗 440mg，第 1 天应用 + 卡培他滨 1.5g（1000mg/m²），每天 2 次，第 1～14 天应用，每 21 天

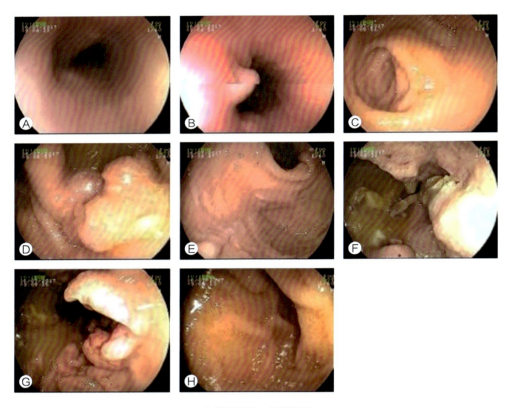

▲ 图 2-24　胃镜检查

A. 食管黏膜光滑，蠕动正常，进镜顺利；B. 齿状线清晰；C. 贲门口可见一黏膜隆起，表面光滑，贲门开闭良好；D. 胃底黏膜光整，黏液湖可见大量宿食残留；E. 贲门下及胃体黏膜环周至胃角可见大面积的不规则隆起，呈菜花样，取检 5 块，质脆，出血多，蠕动差；F. 胃窦黏膜光滑，充血水肿，胃窦无变形，蠕动佳；G. 幽门呈圆形，持续开放，未见胆汁反流；H. 十二指肠球部及降部未见明显异常

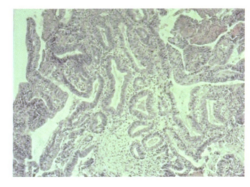

▲ 图 2-25　病理检查结果

重复 1 次。末次化疗时间为 2019 年 4 月 2 日。用药维持期间，3 个月、6 个月、9 个月、12 个月复查病情稳定。2019 年 5 月 6 日复查病情稳定，肝脏病灶消失（图 2-28）。经 MDT 讨论后，于 2019 年 5 月 13 日行全胃切除空肠代胃术（术后情况见图 2-29 和图 2-30）。

北京肿瘤医院专家建议患者继续

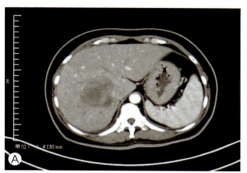
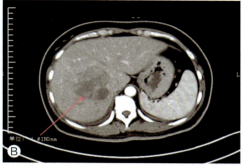

▲ 图 2-26　胸腹盆增强 CT 可见肝部病灶（红箭）7.2cm（B）

表 2-4　2017 版 NCCN 胃癌诊疗指南

	Ⅰ 级专家推荐	Ⅱ 级专家推荐	Ⅲ 级专家推荐
Her-2 阳性	• 曲妥珠单抗联合氟尿嘧啶 / 卡培他滨＋顺铂化疗（1A 类证据）	• 曲妥珠单抗联合其他一线化疗方案（如奥沙利铂＋卡培他滨，或者替吉奥＋顺铂）（2B 类证据）	• 曲妥珠单抗联合其他一线化疗方案，避免与蒽环类药物联合（3 类证据）
Her-2 阴性	• 顺铂＋氟尿嘧啶类（氟尿嘧啶 / 卡培他滨 / 替吉奥（1A 类证据） • 奥沙利铂＋氟尿嘧啶类（氟尿嘧啶/卡培他滨/替吉奥（2B 类证据）	• 三药联合方案如 DCF 及 mDCF（2A 类证据）适用于体力状况好且肿瘤负荷较大患者	• 三药联合方案 ECF 及 mECF（2A 类证据）适用于体力状况好且肿瘤负荷较大患者

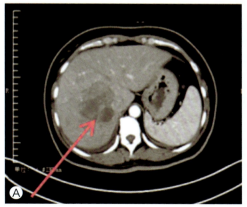
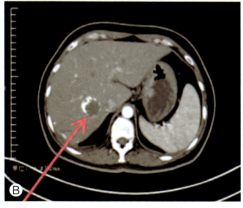

▲ 图 2-27　化疗 6 周期前后栓塞大小对比（红箭示栓塞）
A. 化疗前 7.2cm；B. 2 周期时 4.2cm

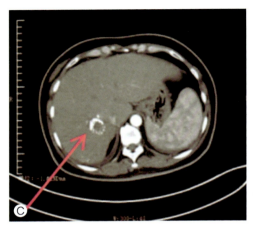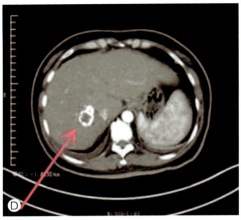

▲ 图 2-27（续） 化疗 6 周期前后栓塞大小对比（红箭示栓塞）
C. 4 周期 3.4cm；D. 6 周期时 3.0cm

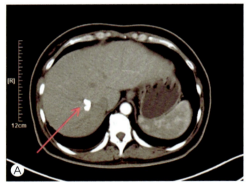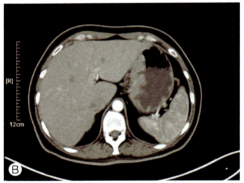

▲ 图 2-28 胸腹盆 CT

曲妥珠单抗靶向治疗 1 年。2019 年 10 月继续给予曲妥珠单抗靶向治疗至 2019 年 11 月。2019 年 11 月 20 日复查 CT 提示肝新发转移，患者拒绝再次穿刺活检（图 2-31）。2019 年 11 月 25 日行肝动脉化疗栓塞术，同时继续给予卡培他滨 + 曲妥珠单抗治疗。具体剂量为曲妥珠单抗 252mg（6mg/kg），第 1 天应用 + 卡培他滨 1.5g（1000mg/m^2），每天 2 次，第 1～14 天应用，每 21 天重复 1 次。末次复查时间为 2020 年 6 月 8 日，综合评估病情稳定。

【总结】

1. 治疗回顾

患者于 2017 年 7 月确诊胃癌，肝转移，治疗方案为曲妥珠单抗 +

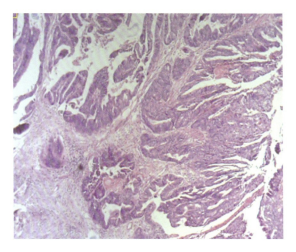

◀ 图 2-29　术后病理

贲门胃小弯侧溃疡型高 - 中分化腺癌，Lauren 分型为肠型，肿物大小为 9cm×7cm×1.5cm；肿物浸润至外膜；未见脉管癌栓及神经侵犯；两侧切端及送检（上切缘）均未见癌侵犯；胃小弯、大弯侧及送检（肝动脉旁）淋巴结均未见转移癌，分别为 0/9、0/13、0/3。肿瘤病理分期为 pT_3N_0。新辅助化疗后病理标本治疗后反应评价为未见明显治疗反应（肿瘤细胞数量未见明显减少，可见少许肿瘤细胞坏死，肿瘤细胞周围少许慢性淋巴细胞浸润，间质反应不明显）。2019 年 5 月 20 日免疫组化结果显示肿瘤细胞：Ki-67（80%+），Her-2（+++），PMS2（+），MLH1（+），MSH2（+），MSH6（+）

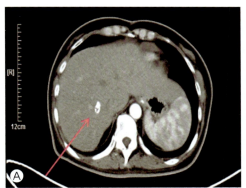
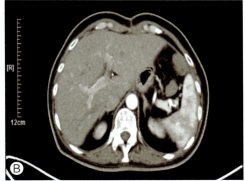

▲ 图 2-30　术后腹部增强 CT

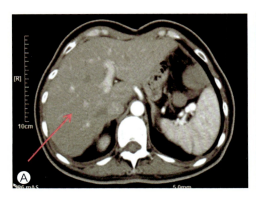
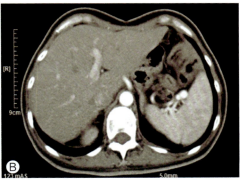

▲ 图 2-31　术后腹部增强 CT
A. 2019 年 11 月 20 日腹部增强 CT；B. 2020 年 2 月 25 日腹部增强 CT，可见栓塞缩小，基本消失

XELOX 方案治疗 6 周期 + 介入治疗。而后使用曲妥珠单抗 + 卡培他滨维持治疗 1 年 3 个月，病情稳定。于 2019 年 5 月 13 日行全胃切除空肠代胃术。术后曲妥珠单抗 + 卡培他滨维持至 2019 年 11 月。2019 年 11 月 20 日患者肝脏新发转移，再次介入治疗，同时曲妥珠单抗 + 卡培他滨维持至今。

2. 结论

本例患者为胃癌晚期，Her-2 阳性，故结合指南及 MDT 综合治疗。目前患者治疗效果良好，预期生存期长。遗憾之处在于术后未继续曲妥珠单抗维持治疗，患者肝脏新发转移。

（史敏敏）

五、Her- 阳性胃癌全程管理病例

【病例概述】

患者，男性，65 岁。2019 年 2 月 9 日因间断黑粪 1 个月就诊。既往高血压 20 余年、胃溃疡、慢性胃炎、冠状动脉粥样硬化性心脏病（PCI 术后）、轻度阻塞性睡眠呼吸暂停低通气综合征。患者于 2019 年 2 月 9 日行电子胃镜检查（图 2-32），提示胃体中段黏膜后壁侧可见一直径约 0.7cm 的隆起，表面粗糙，取检 2 块，质软，出血不多；胃角弧形，

黏膜可见一直径约 0.8cm 的隆起糜烂面，上覆少量白苔，取检 2 块，质软，出血不多；幽门变形，可见一巨大溃疡面，上覆白苔，周边充血水肿，取检 4 块，质软、脆，出血不多。病理检查结果提示：（胃体）黏膜慢性轻度炎症伴部分腺体轻度肠化；（胃角）黏膜慢性重度炎症，其中夹杂印戒样细胞，考虑印戒细胞癌；（幽门）中至低分化腺癌，Lauren 分型为混合型（图 2-33）。

【诊疗经过】

1. 诊断经过

患者肺 CT 未见异常。2019 年 2 月 12 日上腹部 MRI（图 2-34）提示胃窦部胃壁不规则增厚，局部胃腔变窄，所见周围脂肪层界线尚清楚，腹膜后可见肿大淋巴结，最大约 21mm×17mm，考虑胃癌（$cT_3N_1M_0$ 期）。

2. 一线治疗

本例患者采取了手术 + 术后化疗方案治疗。手术时间为 2019 年 2 月 17 日，手术方式为腹腔镜下远端胃切除术。术后化疗方案为 SOX 方案。术后病理（图 2-35）提示（胃角及幽门）隆起型中至低分化腺癌，部分为印戒细胞癌，Lauren 分型为混合型，肿物范围约 7.5cm×4cm×1.7cm；肿物浸润至固有肌层，可见脉管癌栓，未见神经侵犯；两侧切端均未见癌侵

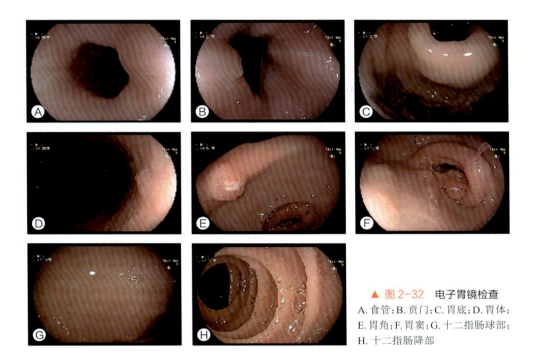

▲ 图 2-32　电子胃镜检查
A. 食管；B. 贲门；C. 胃底；D. 胃体；
E. 胃角；F. 胃窦；G. 十二指肠球部；
H. 十二指肠降部

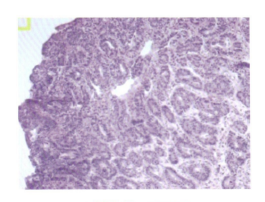

▲ 图 2-33　病理检查

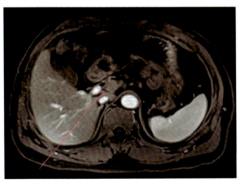

▲ 图 2-34　2019 年 2 月 12 日上腹部 MRI

犯；周围脂肪组织中淋巴结可见转移癌（18/19）。肿瘤病理分期为 pT_2N_{3b}。2019 年 2 月 28 日免疫组化结果显示肿瘤细胞 PD-L1（－），Her-2（＋＋），Ki-67（90%＋），MLH1（＋），PMS2（＋），MSH2（＋），MSH6（＋），建议行 FISH 进一步明确 Her-2 基因状态。2019 年 3 月 25 日 FISH 检测结果示 Her-2 阳性（扩增），17 号染色体二倍体。

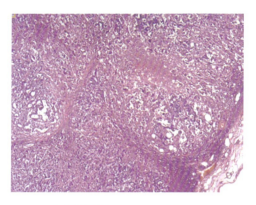

▲ 图 2-35　术后胃镜病理检查

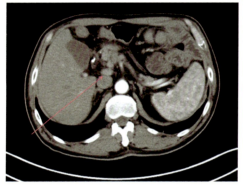

▲ 图 2-36　复查腹部增强 CT

该患者术后诊断为胃癌 $pT_2N_{3b}M_0$（Ⅲ期）。SOX 化疗方案为奥沙利铂＋替吉奥化疗 6 周期，具体剂量为奥沙利铂 $130mg/m^2$，第 1 天应用；替吉奥 60mg，每天 2 次，第 1～14 天应用；每 21 天重复 1 次。时间起止时间为 2019 年 3 月 28 日至 2019 年 8 月 15 日。

患者于 2019 年 5 月 23 日复查腹部增强 CT（图 2-36），提示腹膜后可见肿大淋巴结，最大约 19mm×9mm。为明确诊断，患者于 2019 年 7 月 12 日行 PET/CT（图 2-37），示腹膜后淋巴结直径约 19mm，SUV_{max}=13.47，考虑转移。治疗期间肿瘤标志物变化见图 2-38。

在此情况下，我们开始思考：是手术未达到根治？还是术后发生淋巴结转移？后续治疗如何选择？

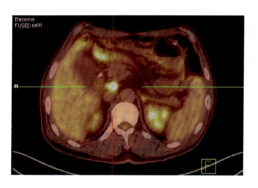

▲ 图 2-37　2019 年 7 月 12 日 PET/CT

最终，我们下一步治疗选择了于 2019 年 7 月 16 日开始继续原方案 SOX 第 5 周期化疗，同时联合曲妥珠单抗（440mg）靶向治疗。输注结束后患者于院外出现心慌、心悸，故拒绝继续使用赫赛汀。末次化疗时间为 2019 年 8 月 15 日。患者拒绝口服替吉奥维持。

我们对以上一线治疗做了一下小结。患者腹膜后淋巴结同术前，结合

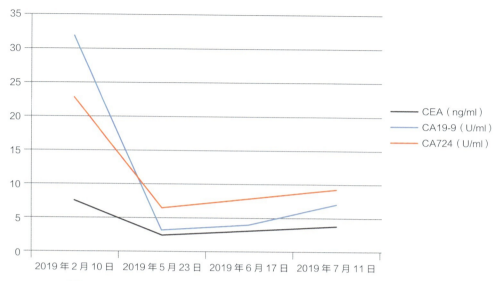

▲ 图 2-38　治疗期间肿瘤标志物变化（2019 年 2 月 10 日至 2019 年 7 月 11 日）

PET/CT，考虑为手术未达到根治，故以上治疗方案为姑息一线治疗。时间为 2019 年 3 月 28 日至 2019 年 8 月 15 日。方案为 SOX 方案化疗 6 周期，具体剂量为奥沙利铂 130mg/m²，第 1 天应用，替吉奥 60mg，每天 2 次，第 1～14 天应用；每 21 天重复 1 次。疗效评价为 SD（下腔静脉前方淋巴结变化不大）。

2019 年 10 月 21 日复查腹部增强 CT（图 2-39），提示腹膜后淋巴结 25mm×14mm，评估未达到靶病灶。2020 年 1 月 3 日复查腹部增强 CT，提示腹膜后淋巴结增大（图 2-40A），出现新发病灶（图 2-40B），评估疾病进展。治疗期间肿瘤标志物变化见图 2-41。

3. 二线治疗

二线治疗时间为 2020 年 1 月 9 日至 2020 年 3 月 22 日。方案为曲妥珠单抗 + 多西他赛，共 4 周期，具体剂量为曲妥珠单抗注射液 = 首剂 8mg/kg，

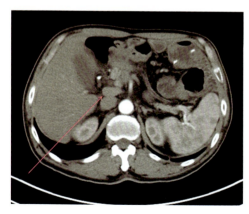

▲ 图 2-39　2019 年 10 月 21 日复查腹部增强 CT

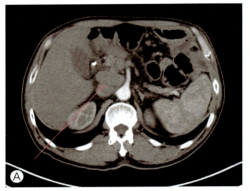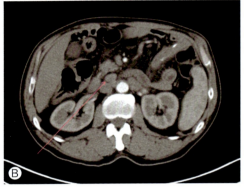

▲ 图 2-40　2020 年 1 月 3 日复查腹部增强 CT

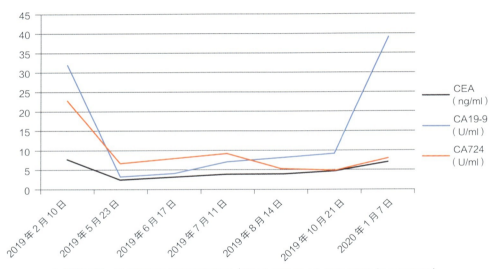

▲ 图 2-41　治疗期间肿瘤标志物变化（2019 年 2 月 10 日至 2020 年 1 月 7 日）

第 1 天应用，维持 6mg/kg，第 1 天应用；多西他赛 140mg（75mg/m²）第 1 天应用；每 21 天重复 1 次。2 周期疗效评价为 PR，靶病灶明显缩小，非靶病灶变化不大（图 2-42 和图 2-43）；4 周期疗效评价为病情进展，出现新发病灶，胰腺明显肿大（图 2-44），综合评效 PD（疾病进展）。二线治疗期间肿瘤标志物变化见图 2-45。

二线治疗后我们思考：是否可以确定为疾病进展？胰腺肿大的原因是新发胰腺癌或胰腺炎？是否可行胰腺穿刺明确诊断（胰腺穿刺出血风险较高）？

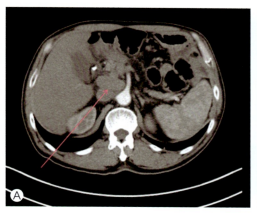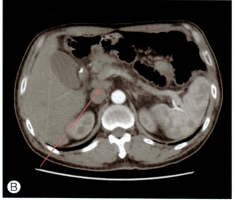

▲ 图 2-42 上腹部增强 CT
A. 2020 年 1 月 3 日上腹部增强 CT；B. 2020 年 2 月 24 日上腹部增强 CT

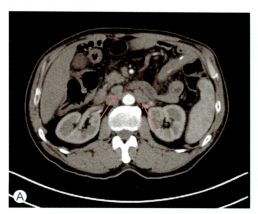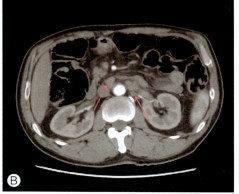

▲ 图 2-43 上腹部增强 CT
A. 2020 年 1 月 3 日上腹部增强 CT；B. 2020 年 2 月 24 日上腹部增强 CT

4. 三线治疗

三线治疗时间为 2020 年 4 月 17 日至 2020 年 9 月；方案为白蛋白紫杉醇治疗，具体剂量为白蛋白紫杉醇 260mg/m²，第 1 天、第 8 天应用；每 21 天重复 1 次。疗效评价为 PR。2 周期评效为胰腺明显缩小（图 2-46）、

左侧锁区淋巴结明显缩小（图 2-47）、门腔间隙淋巴结明显缩小（图 2-48）、腹膜后淋巴结基本消失（图 2-49）。治疗期间肿瘤标志物变化见图 2-50。

该患者目前仍在随访中。截至 2020 年 9 月，患者 ECOG 评分为 1 分。疗效评价为持续 PR。主要不良反应为

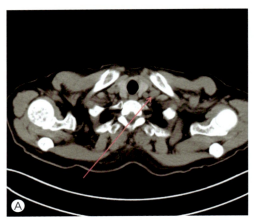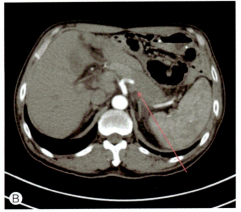

▲ 图 2-44　二线治疗 4 周期后上腹增强 CT

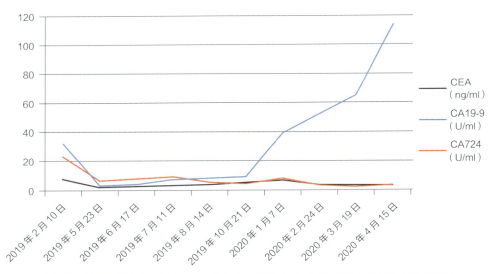

▲ 图 2-45　二线治疗期间肿瘤标志物变化（2019 年 2 月 10 日至 2020 年 4 月 15 日）

手足麻木，双足踩棉花感，停药可缓解。

【总结】

1. 治疗回顾

本例患者治疗时间为 2019 年 2 月至 2020 年 9 月。一线治疗时间为 2019 年 2 月至 2020 年 1 月，治疗方案为姑息性全胃切除 +SOX 方案化疗 6 周期，疗效评价为 SD；二线治疗时间为 2020 年 1 月 9 日至 2020 年 3 月 22 日，治疗方案为曲妥珠单抗 + 多西他赛治疗 4 周期，2 周期评效 PR，4 周期后疗效评价为 PD；三线治疗时间

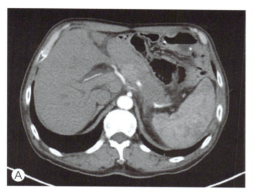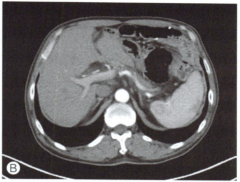

▲ 图 2-46　腹部增强 CT
A. 2020 年 4 月 15 日腹部增强 CT；B. 2020 年 5 月 29 日腹部增强 CT

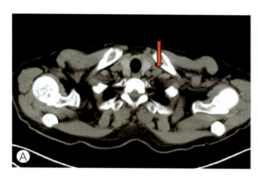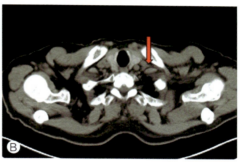

▲ 图 2-47　胸部 CT
A. 2020 年 4 月 15 日胸部 CT；B. 2020 年 5 月 29 日胸部 CT

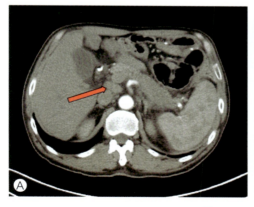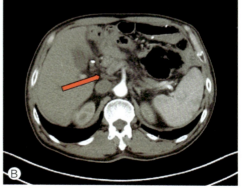

▲ 图 2-48　腹部增强 CT
A. 2020 年 4 月 15 日腹部增强 CT；B. 2020 年 5 月 29 日腹部增强 CT

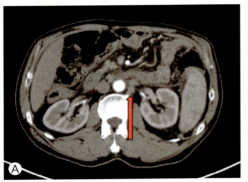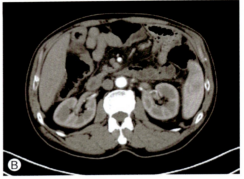

▲ 图 2-49 腹部增强 CT

A. 2020 年 4 月 15 日腹部增强 CT；B. 2020 年 5 月 29 日腹部增强 CT

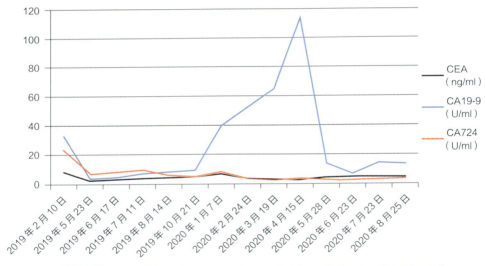

▲ 图 2-50 治疗期间肿瘤标志物变化（2019 年 2 月 10 日至 2020 年 8 月 25 日）

为 2020 年 4 月 17 日至 2020 年 9 月），方案为白蛋白紫杉醇治疗，疗效评价为持续 PR。

2. 结论

对于既往接受曲妥珠单抗治疗失败的患者，近年国内外的 Ⅱ 期研究和回顾性研究结果显示曲妥珠单抗跨线治疗存在争议，缺乏高级别循证证据。晚期胃癌三线治疗仅涉及小样本研究，根据患者的年龄、体力评分、肿瘤负荷，充分权衡利弊后选择合适的个体化治疗方案可能带来更好的生存获益。

不足之一：①对于手术未能达到 R_0 切除者，指南推荐术后放化疗或进行 MDT 讨论。该病例术后化疗疗程不足，未考虑到同步放疗可能带来的获益。②对于术前分期较晚，手术可能无法达到根治的患者，可考虑新辅助治疗。

（裴雅君）

六、晚期胃癌免疫治疗病例

【病例概述】

患者，男性，50 岁。身高为 173cm，体重为 58kg，ECOG 评分为 1 分。既往体健，父亲因肺癌去世。患者于 2019 年 1 月出现进食哽噎感，胃镜提示贲门腺癌，3 月 29 日就诊于我院。CT 提示贲门及腹段食管不均匀增厚，胃壁浆膜面不光整，贲门周、小弯侧多发淋巴结肿大，考虑转移。分期为 $cT_{4a}N_+M_0$。2019 年 4 月 4 日至 6 月 21 日行 SOX 方案术前新辅助化疗 3 周期。2019 年 7 月 29 日行贲门癌切除术，术后病理提示贲门胃体腺癌，中分化，溃疡型（Lauren 分型为混合型），肿物大小为 3.5cm×1.5cm×1cm，浸润胃壁达深肌层，肿物累及食管下段，未见明确神经及脉管累犯，送检标本

上、下切缘未见癌。网膜未见癌。淋巴结转移性癌（1/10），病理分期为 $ypT_2N_1M_0$ ⅡA 期。免疫组化提示 EBer（−），MLH1（+），PMS2（+），MSH2（+），MSH6（+），Her-2（0），PD-L1（22C3），CPS 为 10。术后行 SOX 方案辅助化疗 2 周期，末次化疗时间为 2019 年 10 月 9 日。患者于 2020 年 8 月初出现背困，肿瘤标志物检查提示 CEA（−），AFP、CA724 升高。2020 年 8 月 21 日 CT 检查（图 2-51）提示腹腔内及腹膜后多发肿大淋巴结，部分融合，考虑转移。

【诊疗经过】

患者被诊断为食管胃连接部腺癌术后，$T_2N_1M_1$ Ⅳ 期，腹腔淋巴结转移，ECGO 1 分。

1. 一线治疗

患者入院时拟入组"XELOX+ 卡瑞利珠单抗"一线治疗晚期胃癌Ⅲ期临床研究，筛选失败后，仍坚决要求应用该方案治疗。2020 年 9 月 7 日至 2021 年 1 月 13 日给予 XELOX+ 卡瑞利珠单抗治疗 6 周期。具体用药为：卡培他滨（1.5g，每天 2 次，第 1～14 天应用）+ 奥沙利铂（190mg，第 1 天应用）+ 卡瑞利珠单抗（200mg，第 1 天应用），每 21 天重复 1 次。

13 周期后症状缓解，2020 年 11

月 17 日（图 2-52）CT 检查腹腔及腹膜后淋巴结明显缩小，疗效评价为 PR。6 周期后于 2021 年 3 月 7 日复查 CT（图 2-53），提示门腔间隙淋巴结略增大，余腹腔及腹膜后淋巴结缩小，疗效评价为 SD。

2. 维持治疗

以上治疗后，患者采用卡瑞利珠单抗治疗 3 周期。患者 2021 年 5 月初出现腹痛，并有 AFP、CA724 升高，于 2021 年 5 月 17 日复查 CT（图 2-54），提示门腔间隙淋巴结增大，疗效评价

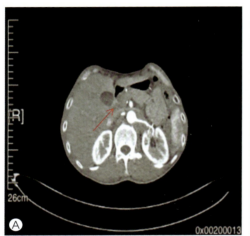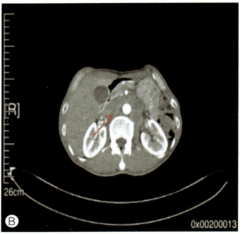

▲ 图 2-51 腹盆腔 CT（2020 年 8 月 21 日）

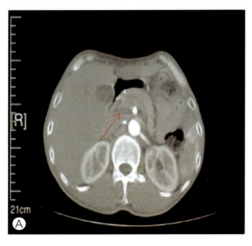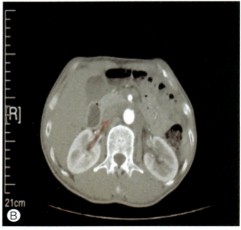

▲ 图 2-52 腹盆腔 CT（2020 年 11 月 17 日）

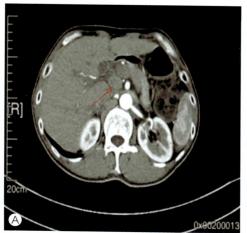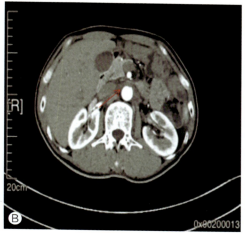

▲ 图 2-53　腹盆腔 CT（2021 年 3 月 7 日）

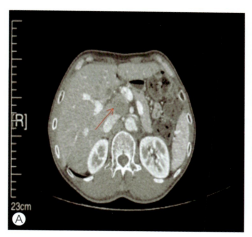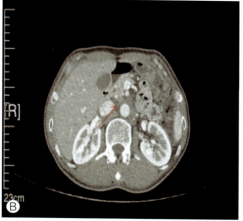

▲ 图 2-54　腹盆腔 CT（2021 年 5 月 17 日）

为 PD。

3. 二线治疗

患者入组卡瑞利珠单抗免疫治疗联合甲磺酸阿帕替尼联合化疗的临床研究，于 2021 年 5 月 24 日至 2021 年 7 月 1 日给予卡瑞利珠单抗免疫治疗联合甲磺酸阿帕替尼联合多西他赛治疗，每 3 周重复。具体用药为：卡瑞利珠单抗 200mg，第 1 天应用；阿帕替尼 250mg，每天 1 次；多西他赛 90mg，第 2 天应用。

治疗 3 周期后患者腹痛缓解，于

2021年7月24日复查CT（图2-55），提示门腔间隙淋巴结缩小，余腹腔及腹膜后淋巴结缩小。3周期疗效评价为SD。

【总结】

1. 治疗回顾

围术期（2019年7月29日行贲门癌切除术）行"SOX"方案共治疗5周期。一线治疗时间为2020年9月7日至2021年1月13日，行"XELOX"联合卡瑞利珠单抗治疗6周期。维持治疗时间为2021年3月7日至2021年4月22日，行卡瑞利珠单抗治疗3周期。二线治疗时间为2021年5月24日至2021年7月1日，行多西他赛+阿帕替尼+卡瑞利珠单抗治疗3周期。

2. 结论

晚期胃癌单纯化疗的疗效已经进入了瓶颈。免疫联合治疗成为晚期胃癌治疗的趋势，多项研究已证实免疫联合化疗、免疫联合抗血管生成治疗具有协同增效的作用。随着免疫治疗在晚期胃癌全线铺开，全程管理、各种药物的排兵布阵成为面临的新课题。

【附：免疫检查点抑制药相关不良反应】

免疫检查点抑制药相关不良反应有毛细血管增生症（图2-56）。

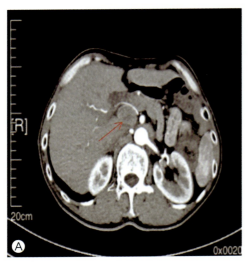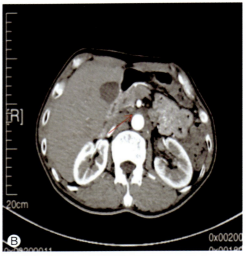

▲ 图2-55 腹盆腔CT（2021年7月24日）

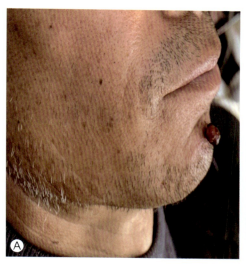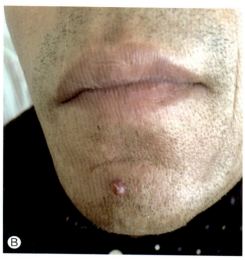

▲ 图 2-56　毛细血管增生症

（张素珍　冯惠枝　原　琦　杨牡丹）

七、晚期胃癌综合治疗病例

【病例概述】

患者，男性，73 岁，身高为 168cm，体重为 67kg，KPS 评分为 80 分，体表面积为 1.75m²。确诊贲门胃体癌肝转移 3 个月，二线 2 周期化疗后。吸烟 40 余年，每天 20 支，已戒烟 9 年；饮酒 40 余年，每次 150~200ml。家族史、既往史及婚育史无特殊。

【诊疗经过】

1. 诊断经过

患者于 2020 年 6 月因右上腹隐痛，伴食欲减退 1 个月余就诊。腹部彩超提示肝多发占位。腹部 CT 平扫提示肝多发占位，转移瘤可能，腹腔淋巴结肿大。胃镜提示贲门胃体小弯侧大片黏膜缺损，浅凹陷，基底溃烂不平，周边隆起，质脆，钳取易出血，诊断为贲门胃体癌。活检病理免疫组化提示 AE1/AE3（+），CEA（散在 +），CDX2（+），P63（－），P40（－），Syn（部分 +），CGA（－），Ki-67（约 80%+），Her-2（0）；符合低分化腺癌，部分伴神经内分泌分化；MSI/MMR 状态未知；PD-L1 表达未知。

该病例被诊断为贲门胃体腺癌，$cT_xN_+M_1$ Ⅳ 期，肝脏多发转移，腹腔淋巴结转移。

2. 一线治疗

晚期胃癌一线治疗选择参考 2020 版 CSCO 胃癌诊疗指南（表 2-5）。患者于 2020 年 6 月 13 日至 2020 年 7 月 4 日行 SOX 方案 2 周期治疗，具体用药为：奥沙利铂（200mg，第 1 天应用）+ 替吉奥胶囊（60mg，每天 2 次，第 1～14 天应用），每 21 天重复 1 次。该方案治疗过程中无消化道反应，无骨髓抑制。疗效评价为 PD（对比外院腹部 CT 片，肝内病灶数目增多，局部增大）。

3. 二线治疗

二线治疗选择参考 2020 版 CSCO 胃癌诊疗指南（表 2-6），患者于 2020 年 7 月 27 日至 2020 年 8 月 18 日行 TP 方案治疗 1 周期，具体用药为：白蛋白结合型紫杉醇（200mg，第 1 天、第 8 天应用）+ 顺铂（120mg），每 21 天重复 1 次。患者在化疗第 6 天，出现Ⅲ度中性粒细胞减少，Ⅱ度恶心、乏力，化疗第 8 天，治疗脱落。调整方案为白蛋白结合型紫杉醇（300mg 第 1 天应用）+ 顺铂（100mg），每 21

表 2-5　2020 版 CSCO 胃癌诊疗指南（晚期转移性胃癌的药物治疗选择：一线治疗）

	Ⅰ级专家推荐	Ⅱ级专家推荐	Ⅲ级专家推荐
Her-2 阳性	曲妥珠单抗联合氟尿嘧啶 / 卡培他滨 + 顺铂化疗（1A 类证据）	曲妥珠单抗联合其他一线化疗方案（如奥沙利铂 + 卡培他滨，或者 S-1+ 顺铂）（2B 类证据）	曲妥珠单抗联合其他一线化疗方案，避免与蒽环类药物联合（3 类证据）
Her-2 阴性	• 顺铂 + 氟尿嘧啶类（氟尿嘧啶 / 卡培他滨 / 替吉奥）（1A 类证据） • 奥沙利铂 + 氟尿嘧啶类	三药联合方案 如 DCF 及 mDCF（2A 类证据）适用于体力状况好且肿瘤负荷较大患者	三药联合方案 ECF 及 mECF（2A 类证据）适用于体力状况好且肿瘤负荷较大患者

表 2-6　2020 版 CSCO 胃癌诊疗指南（晚期转移性胃癌的药物治疗选择：二线治疗）

分　层		Ⅰ级专家推荐	Ⅱ级专家推荐	Ⅲ级专家推荐
Her-2 阴性	ECOG 0～1 分	• 单药化疗（多西他赛或伊立替康或紫杉醇）（1A 类证据） • 临床研究	双药联合（紫杉醇或氟尿嘧啶类化疗）（2B 类证据）	如果既往未经铂类治疗失败，顺铂或奥沙利铂为基础化疗（3 类证据）
	ECOG 2 分	• 单药紫杉醇（1A 类证据） • 临床研究		

天重复 1 次。患者对调整后的方案耐受可，无明显消化道反应及骨髓抑制。二线治疗后疗效评价为 PR。上腹部 CT 前后对比见图 2-57 和图 2-58。肿瘤标志物变化见表 2-7。

【总结】

化疗仍然是晚期胃癌治疗的基石，通常一线化疗以氟尿嘧啶类药物为基础，联合铂类和（或）紫杉类组成二药或三药化疗方案。二线化疗Ⅲ期研究均采取单药治疗，有小样本研究显示对于体力状态评分好的患者，双药化疗可带来更好的肿瘤控制。

本例患者胃活检病理为低分化腺癌，部分伴神经内分泌分化，故二线治疗选择了兼顾腺癌、神经内分泌肿瘤的化疗药物，治疗效果反而较好。

肿瘤存在异质性，要强调"同病异治、异病同治"，肿瘤患者个体化综合治疗理念。

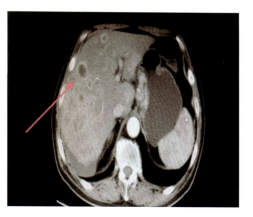

▲ 图 2-57　上腹部 CT（二线 2 周期化疗前）

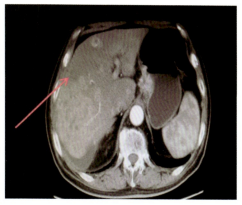

▲ 图 2-58　上腹部 CT（二线 2 周期化疗后）

表 2-7　肿瘤标志物变化

	CEA（ng/ml）	CA125（U/ml）	CA19-9（U/ml）	细胞角蛋白 19 片段（ng/ml）	CA724（U/ml）
2020 年 6 月 12 日	116.8	329.6	34.89	55.1	225.7
2020 年 7 月 3 日	102.4	53.67	53.67	27	176.3
2020 年 7 月 24 日	77	68.3	68.3	23.2	130.6
2020 年 8 月 17 日	46.8	64.3	64.3	16.7	67.9
2020 年 9 月 7 日	34.27	45.4	45.4	12.9	29.9

遗憾：患者在二线完成 4 周期化疗后，在家中因消化道出血去世。

（岳丽丽）

八、Her-2 阳性 MSI-H 晚期胃癌病例

【病例概述】

患者，男性，68 岁，ECOG 评分为 1 分。2018 年 11 月因间断呃逆、背部酸困就诊于中医科。胃镜：胃底、胃体自贲门至中部胃体环周黏膜溃烂，菜花样隆起，表面覆污秽苔，胃腔缩小，黏膜接触性出血。病理诊断：腺癌。胸腹部 CT：右肺上叶尖段及左肺下叶前基底段硬结灶。胃占位性病变，肝内多发占位性病变，腹腔多发淋巴结肿大，考虑转移。既往高血压和冠心病十余年，病情稳定。慢性阻塞性肺疾病史多年，肺功能尚可。吸烟 50 余年，每天约 20 支。饮酒 50 余年，约 250g/d，已戒。诊断为胃体腺癌 IV 期，肝转移，腹腔淋巴结转移。

【诊疗经过】

1. 一线治疗

一线治疗时间为 2018 年 12 月 6 日至 2019 年 4 月 19 日，具体用药为奥沙利铂（200mg，第 1 天应用）＋替吉奥（60mg，每天 2 次，第 1～14 天应用），每 21 天重复 1 次，化疗 5 周期。期间行免疫组化标志物检查提示 Her-2 阳性（FISH 确认）。2 周期疗效评价为 SD（mPR），5 周期后疗效评价为 PD（胃内病灶增大、肝转移灶缩小）（图 2-59 和图 2-60）。

2. 二线治疗

患者于 2019 年 5 月初病情进展，晚期转移性胃癌治疗参考 2018 版 CSCO 诊疗指南（表 2-8 至表 2-10）。

二线治疗方案：多西他赛（120mg，第 1 天应用）＋替吉奥（50mg，每天 2 次，第 1～14 天应用＋曲妥珠单抗（8mg/kg → 6mg/kg），每 21 天重复

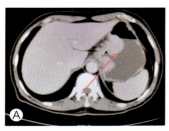 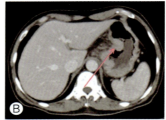 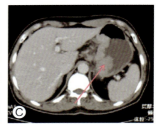

▲ 图 2-59　化疗前、2 周期后、5 周期后胃原发病灶的 CT 对比（红箭示病灶）

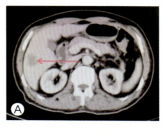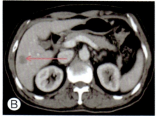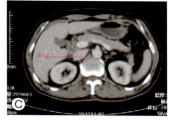

▲ 图 2-60 化疗前、2 周期后、5 周期后肝转移灶的 CT 对比（红箭示病灶）

表 2-8 2018 版 CSCO 晚期转移性胃癌诊疗指南一线药物选择

	Ⅰ级专家推荐	Ⅱ级专家推荐	Ⅲ级专家推荐
Her-2 阳性	曲妥珠单抗联合氟尿嘧啶 / 卡培他滨＋顺铂化疗（1A 类证据）	曲妥珠单抗联合其他一线化疗方案（2B 类证据）	曲妥珠单抗联合其他一线化疗方案，避免与蒽环类药物联合（3 类证据）
Her-2 阴性	• 顺铂＋氟尿嘧啶类氟尿嘧啶 / 卡培他滨 / 替吉奥（1A 类证据） • 奥沙利铂＋氟尿嘧啶类（5-FU/ 卡培他滨 / 替吉奥（2B 类证据）	三药联合方案如 DCF 及 mDCF（2A 类证据）适用于体力状况好且肿瘤负荷较大患者	• 三药联合方案 ECF 及 mECF（2A 类证据）适用于体力状况好且肿瘤负荷较大患者

表 2-9 2018 版 CSCO 晚期转移性胃癌诊疗指南二线药物选择

	Ⅰ级专家推荐	Ⅱ级专家推荐	Ⅲ级专家推荐
Her-2 阳性	如果铂类治疗失败且既往未应用过曲妥珠单抗，则曲妥珠单抗联合紫杉醇（1A/2A 类证据）		如果既往未应用过曲妥珠单抗则建议应用，可联合蒽环类之外的二线化疗方案（3 类证据）

表 2-10 2018 版 CSCO 晚期转移性胃癌诊疗指南三线药物选择

ECOG	Ⅰ级专家推荐	Ⅱ级专家推荐	Ⅲ级专家推荐
0～1 分	阿帕替尼（1A 类证据）	单药化疗（3 类证据）	PD-1 单抗（1A 类证据）

1 次化疗 2 周期。患者于 2019 年 6 月 20 日出现疾病进展，基因检测显示高度微卫星不稳定（MSI-H）。

3. 三线治疗

患者于 2019 年 6 月 25 日至 2019 年 8 月 29 日进行三线治疗，治疗方案为：卡瑞利珠单抗（200mg，每3周1次）＋阿帕替尼（250mg，每天1次），共4周期，后予阿帕替尼维持治疗。3周期疗效评价为稳定，2019年8月28日复查CT，提示胃部肿块范围较前有缩小，腹腔淋巴结较前略缩小，肝右后叶病灶稳定；4周期后ALT升至500U/L，考虑免疫相关性肝损伤3级。规范激素治疗后降至正常。继续予阿帕替尼维持治疗。2020年2月29日胸部CT提示胃病灶增大，肝内多发转移，病情进展；2020年3月5日免疫再挑战：卡瑞利珠单抗（200mg，第1天应用）＋白蛋白紫杉醇（200mg，第1天、第8天应用）治疗1周期，用药1周后，ALT为222.7U/L，3级免疫性肝损伤。予规范激素治疗保肝治疗，ALT降至正常。2020年4月15

日复查，肝内病灶明显缩小（图2-61）。

患者于2020年5月因反复出现消化道出血，全身体能状态、营养状态差，予对症、支持性治疗，2020年8月14日于家中去世。

【总结】

1. 治疗回顾

患者为老年男性，晚期胃癌伴肝、腹腔淋巴结转移，Her-2阳性，MSI-H；OS约20个月；一线治疗为奥沙利铂＋替吉奥治疗，无进展生存期（progression-free survival，PFS）为5个月。二线治疗为曲妥珠单抗＋多西他赛＋替吉奥治疗，PFS为1.5个月。三线治疗为卡瑞利珠单抗＋阿帕替尼治疗，PFS为8个月。四线治疗为卡瑞利珠单抗＋白蛋白紫杉醇治疗，PFS为6个月。

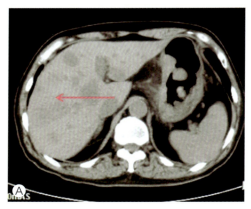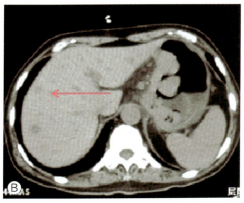

▲ 图2-61 免疫联合化疗后肝转移灶对比
A. 2020年2月腹部CT；B. 2020年5月腹部CT（红箭示病灶）

2.结论

晚期胃癌治疗前对 Her-2、MSI 等指标进行检测，其表达情况对治疗方案的选择有重要意义。

（王 琦 李 力）

九、中西医结合治愈胃癌病例

【病例概述】

患者，男性，64 岁。平素性情急躁，既往体健，否认肿瘤家族史。ECOG 评分为 1 分。

【诊疗经过】

1. 西医治疗

患者 2016 年 12 月出现胃脘部不适，纳呆，胃镜诊断为胃溃疡，病理示黏膜慢性炎伴肠化。对症治疗效果差。2017 年 2 月 6 日胃镜示：胃体下部小弯见 3.0cm×3.0cm 大小的凹陷灶，周边增生糜烂，质脆，弹性差。2017 年 2 月 18 日于院内行超声内镜，提示胃体中部前壁见约 2.0cm 条状溃疡，胃体癌（T_4）。病理检查示（胃体小弯）见癌细胞团。2017 年 2 月 18 日上腹部增强 CT 示胃体部胃壁不规则样增厚，有不均匀强化，浆膜面模糊；腹腔内肝胃间隙可见 3.1cm×4.9cm 大小的软组织密度影，其内见片样低密度影；肝脏大小形态未见异常，表面光滑，各叶比例适中，门静脉期扫描肝脏右叶可见结节样低密度影，周边略有强化。影像学示符合胃癌 CT 表现；腹腔淋巴结增大，提示转移；肝脏右叶结节影，转移不除外。目前诊断为胃体癌，$cT_{4a}N_+M_0$ Ⅲ 期，胃周淋巴结转移，肝转移待排。

2017 年 2 月 18 日至 2017 年 3 月 30 日行 SOX 化疗 2 周期。治疗选择参考 2017 版 CSCO 原发性胃癌诊疗指南（表 2-11）。上腹部增强 CT 示胃体部胃壁局限性略增厚，病灶明显缩小，肝脏大小形态未见异常，表面光滑，各叶比例适中，门静脉期肝右叶见小片状略低密度影，直径约 0.3cm，动脉期及延迟期呈等密度影，肝内外胆管未见扩张改变。影像学诊断为胃体部胃壁略增厚；门脉期肝右叶低密度结节，建议复查。超声内镜示胃体癌（T_3）。胃镜病理示慢性炎伴灶状腺体低级别上皮内瘤变，建议复查。疗效评价为胃周淋巴结靶病灶 CR，胃镜病理 CR，总体疗效评价为 CR（实体瘤评效标准 RECIST1.1）。建议行手术治疗，患者拒绝。

因经济原因，患者于 2017 年 5 月 5 日至 2017 年 11 月 10 日行奥沙利铂＋亚叶酸钙＋氟尿嘧啶方案化疗 6 周期，

表 2-11　2017 版 CSCO 原发性胃癌诊疗指南

治疗方式	分层	基本策略	可选策略
新辅助治疗	$T_2N_3M_0$，$T_3N_{2\sim3}M_0$，$T_{4a}N_{1\sim3}M_0$，Ⅲ期	• 新辅助化疗：ECF（2A 类证据）；ECF 改良方案（2A 类证据）；PF（2A 类证据）；XELOX（2A 类证据）[a] • R_0 切除术后辅助化疗使用原方案（术前化疗影像 / 病理评价有效者）	• 新辅助化疗：FLOFOX（2A 类证据）；SP（2A 类证据）；SOX（2A 类证据） • R_0 切除术后辅助化疗使用原方案（术前化疗影像 / 病理评价有效者）
	$T_2N_3M_0$，$T_3N_{2\sim3}M_0$，$T_{4a}N_{1\sim3}M_0$，Ⅲ期食管胃结合部癌	新辅助放疗：DT 45～50.4Gy（同期氟尿嘧啶类、铂类或紫杉醇类）（1 类证据）	新辅助化疗（方案同上）
	$T_{4b}N_+M_0$（无不可切除因素）	MDT 讨论方案	鼓励参见临床试验

a. 晚期转移性胃癌的药物治疗选择

具体用药为：奥沙利铂 150mg，静脉滴注，第 1 天应用；亚叶酸钙 200mg 静脉滴注，第 1～2 天应用；氟尿嘧啶 0.5g 静脉注射，第 1～2 天应用，2.5g 连续静脉滴注 44h，每 14 天重复 1 次。治疗过程中消化道反应Ⅰ度，骨髓抑制不明显。2017 年 8 月复查胃镜，提示胃体上部小弯侧见充血斑，下部前壁近小弯侧见片状黏膜充血，边界不清，僵硬。诊断为胃癌化疗后改变。后定期复查，长期口服中药，呈持续完全缓解 CCR 状态。

2. 中医治疗

发病以来患者间断出现胃脘部不适，畏寒喜暖，吐涎沫，自觉涎沫发凉，偶胃灼热、反酸，纳可，精神尚可，肢冷神疲，面色无华，大小便正常。舌淡胖有齿痕，苔白滑（图 2-62），脉沉。查体未发现特殊异常。中医诊断为胃癌（脾肾阳虚）西医诊断为胃体癌 $cT_4N_+M_0$ Ⅲ期化疗后。

门诊口服中药治疗，以健脾温阳、

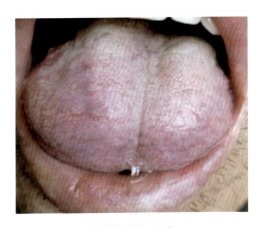

▲ 图 2-62　舌象

软坚散结为治则，以附子理中丸加减为主，具体方药如下。

黄芪 15g，党参 15g，炒苍术 15g，茯苓 25g，法半夏 9g，陈皮 12g，桂枝 15g，炒白芍 18g，干姜 9g，预知子 15g，醋三棱 15g，黑顺片 15g（先煎 1 小时），醋莪术 30g，当归 15g，菝葜 15g，甘草 9g，炒神曲 15g，藤梨根 20g，山慈姑 20g。

水煎服，日一剂。

后根据患者吐涎沫的情况，附子逐渐加量至 50g，待患者症状缓解，该药逐渐减量至 15g；目前患者仍间断口服中药治疗，暂无特殊不适。

3. 随访

患者 2019 年 11 月 14 日胃镜可见胃窦黏膜花斑，以白为主。诊断为萎缩性胃炎（图 2-63）。2020 年 12 月 14 日胃镜可见胃窦黏膜花斑，以白为主，萎缩界限达胃角，于胃角萎缩明显处取病检 2 块，弹性可。诊断为萎缩性胃炎。胃镜病理示：（胃角）黏膜慢性炎（图 2-64）。

2021 年 12 月 11 日胃镜可见胃体

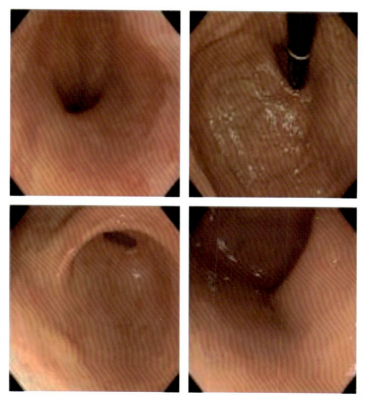

◀ 图 2-63 胃镜检查
（2019 年 11 月 14 日）

小弯偏前壁可见瘢痕样改变，边界不清，取检1块，红白相间，以白为主。诊断为胃癌化疗后改变、萎缩性胃炎（图2-65）。病理示（齿状线食管侧后壁）黏膜慢性炎、（胃体小弯侧前壁）黏膜慢性炎（图2-66）。

【总结】

患者进展期胃癌经过"西医－中西医－中医"治疗模式，已达到临床治愈。无疾病进展时间已达4年。此案例验证了中西医结合治疗胃癌的疗效，以及中药在肿瘤维持治疗中的地位。

患者生物学行为良好，属中西医结合优势人群，但缺乏基因检测进一步探究。随着"带瘤生存，重视生命质量的改善"等治疗理念的深入，中医药在肿瘤治疗中的作用和地位愈加重要。中医药同手术、化疗、放疗、生物学治疗构建成具有中国特色的肿瘤综合治疗模式，传统医学与现代医学的联合也是中国特色的肿瘤治疗之路。

中医治病强调"治病必求其本"，"未病先防"。"邪之所凑，其气必虚"，中医可改善人体易患肿瘤生长的微环境，调节人体的阴阳平衡，且在肿瘤预防复发转移方面有独特的优势。中医抗

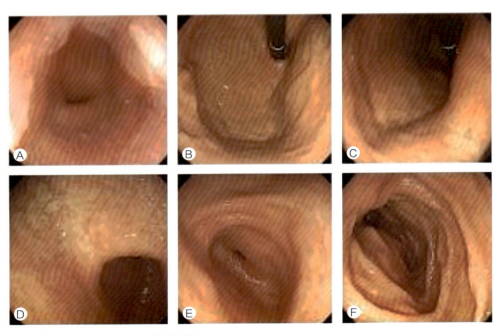

▲ 图2-64　胃镜检查（2019年12月14日）

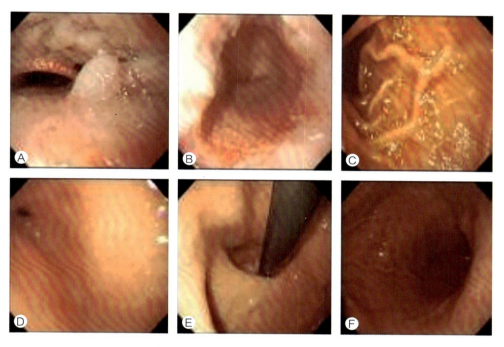

▲ 图 2-65 胃镜检查（2021 年 12 月 11 日）

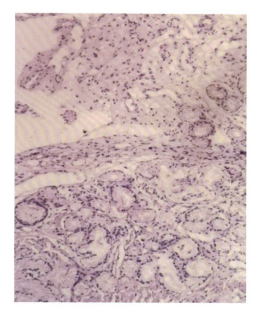

▲ 图 2-66 病理检查

瘤治则为：中医与西医结合；辨病辨证相结合；扶正与祛邪相结合；局部治疗与全身治疗相结合；治标与治本相结合；药疗与食疗相结合；个体化治疗为主。

【附：中医理论依据】

附子理中汤来源于《三因极一病证方论》卷二，由大附子（炮，去皮、脐）、人参、干姜（炮）、甘草（炙）、白术各等分组成。功效为温中祛寒，补益脾胃。适应证候为腹胀满，时腹自痛，喜温喜按，呕吐，下利，自利不渴，饮食不下或多涎唾。或胸痹又见胸脘痞满，逆气上冲心胸。舌质淡嫩，苔白，脉沉缓迟弱。

病机为以阳亡而阴血损伤为病机关键。以阳气衰亡之厥逆、下利、无热恶寒及阴血损伤之无所利而利止为审证要点。

方解

方中以大附子、干姜辛热追阳，为主药。以人参、白术培中益气，为辅药。以炙甘草和中，为佐药。使以姜汁去阴浊而通胃阳，妙在干姜温太阴之阴，即以生姜宣阳明之阳，使人参、白术、干姜、附子收功愈速。本方是治太阴虚寒病证的主方，因其具有温中复阳，燮理中焦阴阳的作用。故名曰：理中汤。

（王贝贝　栗书元）

十、Her-2 阴性胃癌全程管理病例

【病例概述】

患者，男性，70 岁。个人史及家族史无特殊。2019 年 10 月初因"体重进行性下降伴上腹部不适 2 个月"行胃镜检查，提示贲门腺癌伴胃体浸润。腹部 CT 示贲门胃小弯占位，$cT_4N_3M_0$，Ⅲ期。

【诊疗经过】

1. 一线治疗

患者于 2019 年 10 月行新辅助化疗（FLOT 方案为多西他赛 + 奥沙利铂 + 氟尿嘧啶）2 周期，治疗过程中出现消化道反应Ⅳ度（呕吐）。2019 年 11 月 4 日复查 CT，提示病灶范围较前片未见缩小，肝胃间肿大淋巴结较前增大。综合疗效评价为 PD。

遵循 2019 版 CSCO 指南，对于新辅助治疗后疾病进展的患者，预计可达到 R_0 切除者仍可以考虑手术切除，对于判断无法达到 R_0 切除者，目前尚缺乏充分的临床证据，建议 MDT 讨论决定进一步的治疗方案。

患者于 2019 年 11 月 18 日行"根治性全胃切除术 + 食管小肠吻合术"，术后病理诊断为（全胃）胃溃疡型低分化腺癌（Lauren 分型为弥漫型），癌细胞侵犯胃壁全层达浆膜下脂肪组织；送检标本上切缘、下切缘及大网膜均未见癌细胞累及；小弯侧淋巴结（2/4）及送检的第 2 组淋巴结（2/3）、第 3 组淋巴结（1/2）、第 7 组淋巴结（7/10）、第 8 组淋巴结（6/6）、左侧第 9 组淋巴结（2/3）、右侧第 9 组淋巴结（2/2）、第 11P 组淋巴结（2/3）、第 20 组淋巴结（1/2）均可见转移性癌；送检的第 4d 组淋巴结（0/6）、第 5 组淋巴结（0/2）、第 6 组淋巴结（0/5）、第 11d 组淋巴结（0/1）、第 12 组淋巴结（0/1）均未见转移性癌；送检的第 1 组淋巴结、右侧第 19 组淋巴结及第

4s 组淋巴结镜下为纤维、脂肪、血管组织。左膈下冲洗液查到恶性肿瘤细胞；盆腔冲洗液及术后冲洗液未见恶性肿瘤细胞。免疫组化结果示 CDX-2（+），CEA（+），Her-2（0），CK20（+），CgA（－），Ki-67（80%+），P63（－），Syn（－），Villin（+），CD56（－），P40（－），CK7（－），MLH1（+），PMS2（+），MSH2（+），MSH6（+）。UGT1A1 检测结果示（TA）$_6$/（TA）$_6$（野生型），提示非风险基因型。肿瘤标志物（2019 年 11 月 11 日）检查示 CEA 为 25.28ng/ml，CA724 为 87.3U/ml。

患者术后就诊于本科进行复查评估，考虑腹膜后多发淋巴结转移。2019 年 12 月 9 日上腹部增强 CT 影像见图 2-67；肿瘤标志物（2019 年 12 月 10 日）检查示 CEA 为 12.45ng/ml，CA724 为 29.69U/ml。诊断为食管胃

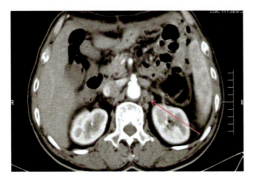

▲ 图 2-67　上腹部增强 CT（2019 年 12 月 9 日）
红箭示腹膜后多发增大淋巴结，考虑转移

连接处腺癌术后（pT$_3$N$_{3b}$M$_1$，Ⅳ 期），Her-2（0），pMMR，UGT1A1*28 野生型，腹膜后淋巴结转移。

2. 二线治疗

后续二线治疗方案选择参考 2019 版 CSCO 指南的晚期转移性胃癌二线治疗（表 2-12）。

患者 ECOG 评分为 0～1 分。体表面积为 1.71m^2。于 2019 年 12 月 13 日开始信迪利单抗（200mg）免疫治疗＋伊立替康（280mg）化疗。治疗过程中患者出现化疗不良反应，表现为骨髓抑制Ⅳ度（粒细胞缺乏伴发热）和消化道反应Ⅳ度（呕吐，腹泻）。

3. 三线治疗

后续三线治疗方案选择参考 2019 版 CSCO 指南的晚期转移性胃癌三线治疗（表 2-13）。患者于 2020 年 3 月开始，口服阿帕替尼靶向治疗，耐受可。

【总结】

患者新辅助 FLOT 方案 2 周期后病情进展，术后病理提示左膈下冲洗液查到恶性肿瘤细胞，考虑为Ⅳ期，后线治疗的选择非常棘手。该患者采用了指南推荐的二线标准的伊立替康单药化疗（前面未使用过）联合最新的免疫治疗方案，患者出现粒细胞缺乏伴发热，考虑患者治疗耐受差。根据 CSCO 指南，推荐患者尝试三线阿

表 2-12　2019 版 CSCO 指南：晚期转移性胃癌二线治疗

		Ⅰ 级专家推荐	Ⅱ 级专家推荐	Ⅲ 级专家推荐
Her-2 阴性	ECOG：0～1 分	• 单药化疗（紫杉醇或多西他赛或伊立替康）（1A 类证据） • 临床研究	如果既往铂类治疗失败，紫杉醇与氟尿嘧啶类双药联合（2B 类证据）	如果既往未经铂类治疗失败，顺铂或奥沙利铂为基础化疗（3 类证据）
	ECOG：2 分	• 单药紫杉醇（1A 类证据） • 临床研究		

表 2-13　2019 版 CSCO 指南：晚期转移性胃癌三线治疗（不分 Her-2 阳性或阴性）

	Ⅰ 级专家推荐	Ⅱ 级专家推荐	Ⅲ 级专家推荐
ECOG：0～1 分	• 阿帕替尼（1A 类证据） • 临床研究	• 单药化疗（3 类证据） • 单药 PD-1 单抗（1B 类证据）	
ECOG：2 分	• 临床研究 • 最佳支持治疗	最佳支持治疗	单药化疗（3 类证据）

帕替尼口服方案，患者耐受性可。该病例体现了规范化的基础上予以个体化治疗的重要性。

（张晓玲　赵　军　秦海峰）

十一、Her-2 阳性胃食管结合部鳞癌病例

【病例概述】

患者，男性，63 岁。个人史及家族史无特殊。2020 年 3 月 9 日因"间断进食哽噎 1 个月"就诊于本院，行电子胃镜检查，提示距门齿约 39cm 见一菜花样隆起，表面糜溃，边界不清，致贲门狭窄，胃镜尚能通过，病灶已经浸润至胃体小弯后壁侧，形成不规则肿物，表面增生不平，边缘黏膜凹凸不平，黏液湖咖啡色，量中。胃镜下诊断为贲门胃体癌、十二指肠球部霜斑样溃疡。病理诊断为贲门低分化癌。

【诊疗经过】

患者于 2020 年 3 月 24 日行"经右胸、腹两切口食管胃结合部癌根治术"，术后病理诊断为（部分食管组织）低分化鳞状细胞癌，癌细胞累及食管全层达浆膜下纤维脂肪组织；可见神经侵犯；术中上切缘鳞状上皮高级别上皮内瘤变；下切缘、送检网膜未见癌细胞累及；送检第 1 组淋巴结（2/2）

可见转移性癌、第 9 组淋巴结（1/1）可见转移性癌、第 10p 组淋巴结（2/2）可见转移性癌软组织（+）；送检隆突下淋巴结（0/3）、纵隔淋巴结（0/2）、第 2 组淋巴结（0/2）、第 3a 组淋巴结（0/6）、第 3b 组淋巴结（0/1）、第 7 组淋巴结（0/1）、第 8 组淋巴结（0/4）、第 11 组淋巴结（0/2）、第 20 组淋巴结（0/3）均未见转移性癌；送检第 110 组淋巴结、第 4sa 组淋巴结、右侧 19 组淋巴结镜下见纤维、脂肪、血管组织。灌洗液病理检查示左膈下灌洗液未查到恶性肿瘤细胞；术中灌洗液未查到恶性肿瘤细胞。免疫组化结果示 CD56（−），CgA（−），Her-2（+++），Syn（−），Ki-67（60%+），CDX-2（−），Villin（点灶 +），CK7（−），P40（+），P63（+）。术后出现吻合口瘘，积极治疗后好转。

患者于 2020 年 5 月 13 日就诊于本科，积极完善相关检查，发现有脑转移，肺转移，肝多发转移，综合评价病情进展。诊断为：①食管胃连接处鳞癌术后（$pT_3N_2M_1$，ⅣB 期），Her-2（+++），脑转移，双肺转移，肝多发转移；②高血压病 2 级，高危；③脑梗死（后遗症期）。

该患者后续治疗方案选择参考 2020 版 CSCO 食管癌诊疗指南（远处转移性食管癌的治疗原则）一线治疗（表 2−14）。

患者于 2020 年 5 月 16 日行一线治疗第 1 周期（Ⅲ 度消化道反应），治疗方案为卡瑞利珠单抗 + 曲妥珠单抗 + 紫杉醇 + 顺铂。2020 年 6 月 9 日行一线治疗第 2 周期（Ⅰ 度消化道反应，RCCEP 见图 2−68），治疗方案为卡瑞利珠单抗 + 曲妥珠单抗 + 紫杉醇 + 奈达铂。

2 周期治疗后评估，头颅 MRI（图 2−69）显示脑转移灶较前（2020 年 6 月 30 日与 2020 年 5 月 19 日相比）明显好转；胸部 CT（图 2−70）显示右肺转移灶较前（2020 年 6 月 29 日与 2020 年 5 月 19 日相比）明显好转；肝脏 MRI（图 2−71）显示肝转移灶较前（2020 年 6 月 29 与 2020 年 5 月 19 日相比）明显好转。2020 年 6 月 30 日，2 周期治疗综合疗效评价为 PR。

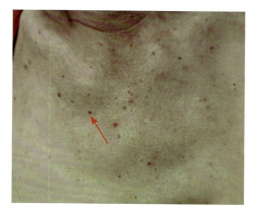

▲ 图 2-68　考虑免疫相关 RCCEP（红箭）

表 2-14　2020 版 CSCO 食管癌诊疗指南（远处转移性食管癌的治疗原则）一线治疗

分　层		Ⅰ 级专家推荐	Ⅱ 级专家推荐	Ⅲ 级专家推荐
Her-2 阳性腺癌	PS ≤ 2 分	曲妥珠单抗联合氟尿嘧啶 + 顺铂（1A 类证据）		曲妥珠单抗联合其他一线化疗方案（2B 类证据）
鳞癌、Her-2 阴性腺癌	PS=0～2 分	• 氟尿嘧啶类（氟尿嘧啶或卡培他滨或替吉奥）+ 顺铂（1A 类证据） • 氟尿嘧啶类 + 奥沙利铂（腺癌推荐，2A 类证据） • 三药联合方案（mDCF）适用于 PS 评分良好、可配合定期行毒副反应评估的患者（对食管腺癌和食管胃交界处腺癌，1A 类证据）	• 氟尿嘧啶类 + 伊立替康（2A 类证据） • 紫杉类 + 铂类：紫杉醇 / 多西他赛 + 顺铂 / 奈达铂（鳞癌推荐，2A 类证据） • 长春瑞滨 + 顺铂 / 奈达铂（鳞癌推荐，2A 类证据）	
	PS ≥ 3 分	• 最佳支持治疗 / 对症处理（2A 类证据） • 临床研究		

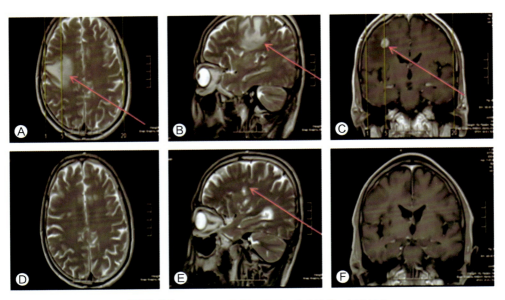

▲ 图 2-69　头颅 MRI 显示脑转移灶部分消失，部分缩小
A 至 C. 2020 年 5 月 19 日；D 至 F. 2020 年 6 月 30 日

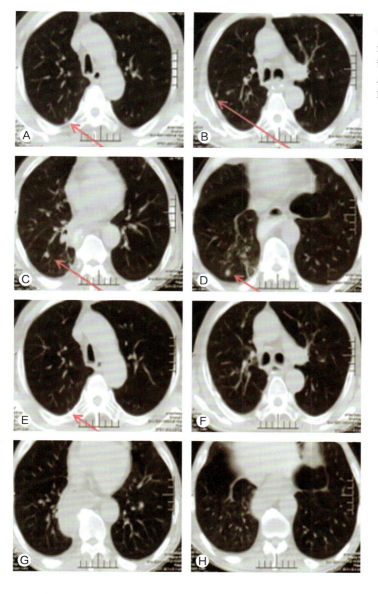

患者于 2020 年 7 月 1 日行一线治疗第 3 周期（Ⅰ度消化道反应、Ⅳ度骨髓抑制），治疗方案为卡瑞利珠单抗＋曲妥珠单抗＋紫杉醇＋奈达铂。2020 年 7 月 9 日，患者出现粒细胞缺乏伴发热（39.1℃），急诊入院，予以亚胺培南西司他丁钠粉针（泰能）0.5g，每 6 小时 1 次静脉滴注。2020 年 7 月 14 日未再发热，给予哌拉西林他唑巴坦 4.5g，每天 2 次静脉滴注。2020 年

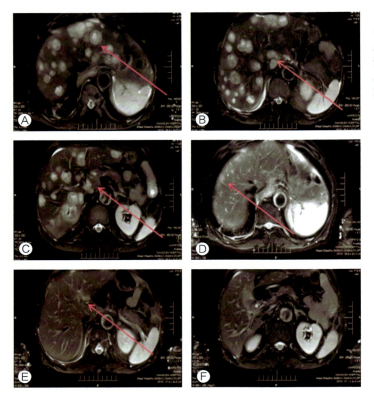

◀ 图 2-71　上腹部 MRI
显示肝脏转移灶部分消失，
部分缩小
A至C. 2020 年 5 月 19 日；
D至F. 2020 年 6 月 29 日

7月 18 日，患者出现气短、呼吸困难，考虑免疫相关性肺炎 G2，予以激素治疗（58kg）甲泼尼龙琥珀酸钠 80mg，每天 2 次静脉滴注；2020 年 7 月 19 日，予以免疫球蛋白 15g，静脉滴注连续 3 天；2020 年 7 月 23 日，予以人血白蛋白 20g，静脉滴注连续 5 天；2020 年 7 月 29 日，予以甲泼尼龙琥珀酸钠 80mg，每天 1 次静脉滴注。患者激素逐渐减量，成功度过危险期，为后续治疗赢得了机会，具体肺炎的演变过程见图 2-72 和图 2-73。

【总结】

本例 Her-2 阳性胃食管结合部鳞癌，术后出现快速进展，参考腺癌的治疗方法，给予免疫＋靶向＋化疗，取得非常好的疗效。然而，患者出现粒细胞缺乏伴发热，给予积极抗生素治疗后，发热症状控制，之后患者病情反复，出现了咳嗽、气短、呼吸困难等症状，考虑免疫相关性肺炎 G2。因为免疫性肺炎一旦出现，病情进展迅速，有可能导致严重的不良后果，所以在患者出现肺炎的处理上，我们

采用了免疫球蛋白 + 激素的治疗措施，并且密切观察患者胸部 CT 的影像变化，待患者病情稳定后再进行激素的缓慢减量，患者成功度过危险期。

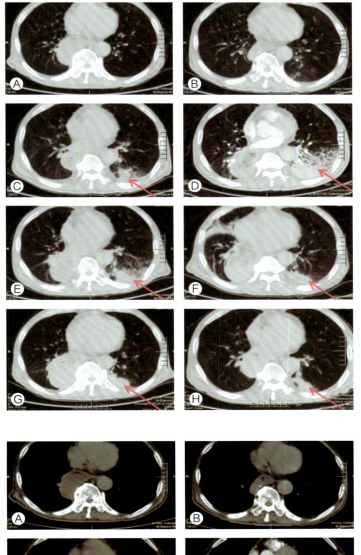

◀ 图 2-72　胸部动态 CT 检查显示肺炎的演变过程（肺窗）
A. 2020 年 6 月 29 日 CT 检查；B. 2020 年 7 月 9 日 CT 检查；C. 2020 年 7 月 13 日 CT 检查；D. 2020 年 7 月 18 日 CT 检查；E. 2020 年 7 月 20 日 CT 检查；F. 2020 年 7 月 23 日 CT 检查；G. 2020 年 7 月 29 日 CT 检查；H. 2020 年 8 月 7 日 CT 检查

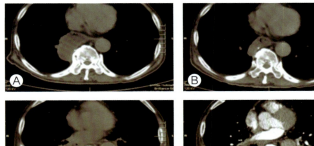

◀ 图 2-73　胸部动态 CT 检查显示肺炎的演变过程（纵隔窗）
A. 2020 年 6 月 29 日 CT 检查；B. 2020 年 7 月 9 日 CT 检查；C. 2020 年 7 月 13 日 CT 检查；D. 2020 年 7 月 18 日 CT 检查

111

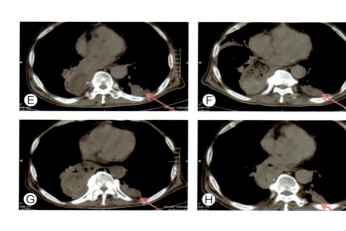

◀ 图 2-73（续） 胸部动态 CT 检查显示肺炎的演变过程（纵隔窗）

E. 2020 年 7 月 20 日 CT 检查；F. 2020 年 7 月 23 日 CT 检查；G. 2020 年 7 月 29 日 CT 检查；H. 2020 年 8 月 7 日 CT 检查

（张晓玲　赵　军　秦海峰）

十二、胃肝样腺癌治疗病例

【病例概述】

患者，男性，70 岁。既往体健。否认肿瘤家族史，吸烟、饮酒史 20 年，均已戒。ECOG 评分为 1 分。

【诊疗经过】

1. 诊断经过

患者于 2020 年 1 月出现黑粪、消瘦。2020 年 03 月 14 日行胃镜检查，提示胃窦可见一巨大不规则新生物，中央凹陷糜烂，局部自发出血。病理检查提示中低分化腺癌，伴肝样细胞分化。免疫组化示 Her-2（0），pMMR，PD-1（肿瘤细胞 1%+，间质细胞 5%+），PD-L1（肿瘤细胞 1%+，间质细胞 80%+），AFP（少许 +）。2020 年 3 月 20 日行 PET/CT 示幽门部胃壁增厚，肝胃间隙高代谢占位，肝肺（−）。临床分期为 $cT_4N_+M_0$；肿瘤标志物检查示 AFP 为 29 940μg/L。2020 年 3 月 10 日至 2020 年 4 月 1 日行 2 周期 SOX 方案化疗。2 周期化疗后疗效评价为 SD。

2020 年 4 月就诊于我院门诊，病理会诊提示（胃窦活检）中分化腺癌，伴局部肝样腺癌；免疫组化示 pMMR，Her-2（腺癌区 +），EGFR（腺癌区 ++），AFP（实性区 +），EBER（−），PD-L1（CPS=37）。肿瘤标志物检查示 AFP 为 32 163μg/L（2020 年 4 月 14 日）。2020 年 4 月 16 日全腹增强 CT（图 2-74）提示胃窦壁增厚，考虑 Borrmann 3 型，浸透全层，胃结肠韧带内浸润可能，胃周多发转移肿大淋巴结，与胰腺实质分界不清。2020 年 4 月 29 日

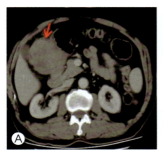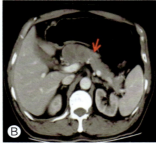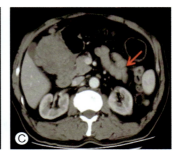

▲ 图 2-74　全腹增强 CT（2020 年 4 月 16 日）

再次胃镜送病理，提示中低分化腺癌，伴肝样腺癌，Lauren 肠型，Her-2（0）。诊断为胃窦低分化腺癌伴肝样腺癌，$cT_{4b}N_3M_x$，pMMR，EBER（－），AFP（＋），Her-2（0），PD-L1（CPS 为 37），胃周淋巴结多发转移。

2. 第一阶段诊疗经过

经 MDT 多学科会诊，考虑手术可切除性较差，建议先全身化疗。此时下一步化疗方案的选择有三种：①原化疗方案治疗；②三药强力化疗；③免疫加靶向治疗。

免疫检查点抑制药和抗血管靶向药物作用的靶点均针对肿瘤微环境（tumour microenviroment，TME）；抗血管靶向药物对血管内皮具有促进凋亡的作用，可增强促进肿瘤血管正常化的效果；肿瘤血管正常化又可进一步促进肿瘤特异性 T 细胞和化疗药物向肿瘤组织内的输送。所以，抗血管生成联合免疫治疗具有"1 加 1 大于 2"

的协同作用。因此，最终给予该患者阿帕替尼＋卡瑞利珠单抗治疗 4 周期，治疗时间为 2020 年 5 月 11 日至 2020 年 7 月 22 日。4 周期后疗效评价为 PR，肿瘤标志物水平明显下降。CT 检查见图 2-75 至图 2-77，治疗前后 AFP 变化见图 2-78，治疗前后 CEA 变化见图 2-79。

3. 第二阶段诊疗经过

经上述治疗后，患者继续治疗有以下三个选择：①手术；②继续转化治疗；③化疗联合放疗。再次多学科会诊讨论，患者治疗后疗效评价为 PR，淋巴结部分较前缩小，部分较前增大，增大者实性成分变少，第 8 组淋巴结可疑侵犯胰腺，第 16b1 组淋巴结可疑转移，可行手术探查，但肿瘤可切除性较差，整体预后不良。

患者于 2020 年 9 月 18 日行开腹远端胃切除、第 2 组淋巴结清扫、Billroth Ⅱ＋Braun 式吻合、胆囊切除术。

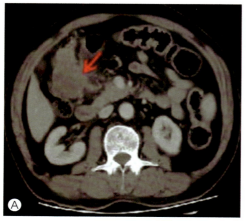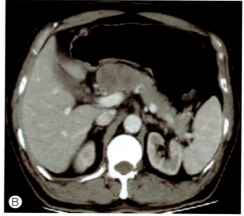

▲ 图 2-75　治疗前（2020 年 4 月 16 日）

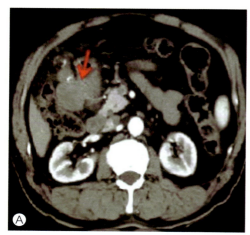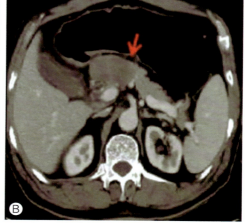

▲ 图 2-76　2 周期治疗后（2020 年 6 月 22 日）

CY_0P_0，术中探查腹膜后淋巴结，不考虑转移，未行切除。术后病理提示胃浸润溃疡型肝样腺癌，5cm×3cm×3cm，TRG 为 2 级，脉管癌栓，神经（－），淋巴结可见癌（2/39，第 8 组 1/1，第 9 组 1/1）。病理分期为 yPT_3N_1。免疫组化示 AFP（＋），Cmet（0），Her-2（0），pMMR，PD-L1（22C3）（CPS 为 5），SALL4（＋），原位杂交 EBER（－）。

术后患者出现胃轻瘫、肺部感染，予以对症抗感染及营养支持治疗。2020 年 10 月 11 日复查 CT，提示腹

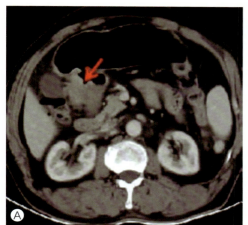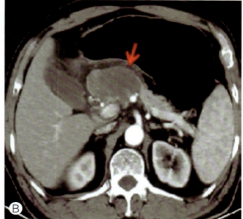

▲ 图 2-77　4 周期治疗后（2020 年 7 月 24 日）

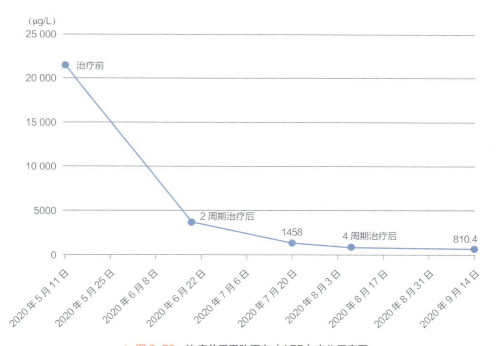

▲ 图 2-78　治疗前后甲胎蛋白（AFP）变化示意图

膜后腹主动脉旁淋巴结部分增大，原约 11mm×6mm，现约 21mm×14mm，考虑是否转移。术前、术后 CT 比较见图 2-80。

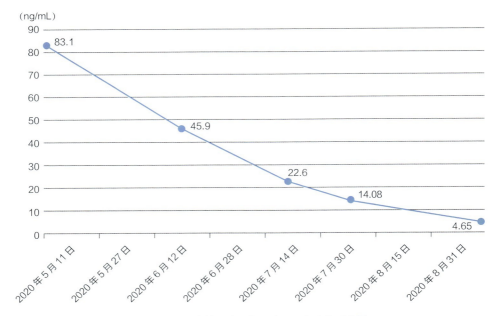

▲ 图 2-79　治疗前后癌胚抗原（CEA）变化示意图

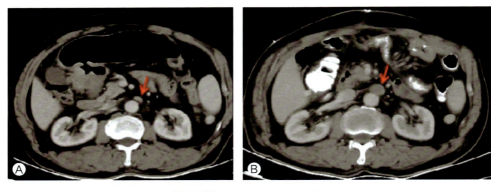

▲ 图 2-80　术前 CT 与术后 CT 比较
A. 术前 CT；B. 术后 CT

【总结】

1. 胃肝样腺癌的特征

胃肝样腺癌（HAS）是具有腺癌和肝细胞癌样分化特征的原发性胃癌。是临床与病理上均少见的一种胃癌亚型，据文献报道肝样腺癌占胃癌的 0.3%～2.0%。其特征为：①恶性程度高、侵袭力强；②易发生肝脏及淋巴结转移；③治疗效果差、预后不良；④多见于老年男性；⑤常发于胃窦部；⑥以溃疡型病变为主，常为 Borrmann Ⅲ 型。胃肝样腺癌和产甲胎蛋白胃癌的概念既有重叠又有区别（图 2-81）。

2. 胃肝样腺癌的治疗

胃肝样腺癌的治疗原则与普通胃腺癌基本一致。局部进展期时早期诊断及根治性手术切除是目前唯一治愈疾病的手段。转移性的晚期 AFPGC 患者，化疗是主要的治疗方法，具体的化疗方案可参考普通胃腺癌的方案。

3. 胃肝样腺癌预后

接受根治性手术切除的胃肝样腺癌患者术后复发转移的概率同样高于普通胃腺癌。化疗有效率较普通胃腺癌差。5 年生存率仅为 9%。目前靶向治疗的药物选择仍然参考普通胃腺癌的治疗方案。临床报道了应用靶向药物阿帕替尼、索拉菲尼、雷莫芦单抗等治疗产 AFP 胃癌有效的案例。

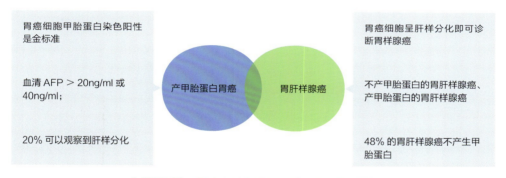

胃癌细胞甲胎蛋白染色阳性是金标准

血清 AFP > 20ng/ml 或 40ng/ml；

20% 可以观察到肝样分化

产甲胎蛋白胃癌　胃肝样腺癌

胃癌细胞呈肝样分化即可诊断胃样腺癌

不产甲胎蛋白的胃肝样腺癌、产甲胎蛋白的胃肝样腺癌

48% 的胃肝样腺癌不产生甲胎蛋白

▲ 图 2-81　胃肝样腺癌和产甲胎蛋白胃癌概念区别

（王贝贝　栗书元）

十三、胃癌结肠转移病例

【病例概述】

患者，男性，48 岁。身高为 163cm，体重为 57kg。ECOG 评分为 1 分。2021 年 11 月因"胃癌术后 1 年余，结肠癌术后 1 个月"入院。患者既往于 2020 年 9 月 10 日在胃肠外科行"腹腔镜探查 + 开腹根治性全胃切除术"。

【诊疗经过】

1. 诊断经过

患者于 2020 年 9 月 3 日因"腹部不适 3 个月余"就诊，行电子胃镜检查，病理提示胃窦低分化癌。

2020 年 9 月就诊于我院胃肠外科，行胸腹部增强 CT 提示胃窦癌，

周围腹腔淋巴增大。排除手术禁忌后，于 2020 年 9 月 10 日在胃肠外科行"腹腔镜探查＋剖腹根治性全胃切除术"。术后病理提示溃疡型低分化腺癌（Lauren 分型为弥漫型），癌细胞浸透固有肌层达周围纤维脂肪组织，脉管内可见癌栓；送检下切缘、上切缘、网膜组织均未见癌细胞累及；送检第 3a 组淋巴结（1/1，另见 4 枚癌结节）、第 4d 组淋巴结（6/14，另见 1 枚癌结节，可见脉管内瘤栓）、第 6 组淋巴结（1/1）、第 9 组淋巴结（1/2）、第 16 组淋巴结（1/1）、第 11b 组淋巴结（2/2）、第 12 组淋巴结（3/8，另见 1 枚癌结节）可见转移性癌；送检第 7 组淋巴结（0/5）、胃左第 7 组淋巴结（0/1）未见转移性癌；送检第 5 组淋巴结、第 8p 组淋巴结、第 11p 组淋巴结的纤维结缔组织内可见癌，脉管内可见瘤栓；送检第 3b 组淋巴结、第 4sb 组淋巴结、第 9 组淋巴结镜下见血管、纤维、脂肪组织。免疫组化结果提示 Her-2（0），CDX-2（－），CK20（－），CD56（－），Syn（－），CgA（－），MLH1（＋），MSH2（＋），MSH6（＋），PMS2（＋），Villin（－）。盆腔、左膈下灌洗液未见恶性肿瘤细胞。术后病理分期为 $pT_2N_{3a}M_0$ ⅢA 期，pMMR，Her-2（0）。

术后 2020 年 10 月 23 日至 2021 年 3 月 14 日行 6 周期 XELOX 方案化疗。2021 年 9 月底出现食欲明显下降，大便次数减少。2021 年 10 月 8 日行电子肠镜示距肛门口 48cm 处可见不规则肿物生长，致管腔狭窄，肠镜无法通过，钳取脆。镜下诊断为结肠癌？结肠不全梗阻。病理检查提示鳞状细胞癌。

2021 年 10 月 22 日在胃肠外科行"腔镜探查＋剖腹横结肠恶性肿瘤切除术＋升结肠永久性造瘘术"。术后病理提示横结肠隆起型中分化鳞状细胞癌，侵及肠壁全层达浆膜纤维脂肪组织，脉管内可见癌栓；送检肝结节、腹壁结节、部分小肠可见癌累及；送检肠系膜淋巴结（0/4）未见转移性癌。免疫组化结果示：① 7 号片——MLH1（＋），MSH2（＋），MSH6（＋），PMS2（＋），Villin（－），CDX-2（－），SATB2（－），P40（＋），P63（＋），CK5/6（＋），CgA（－），S100（－），Syn（局灶＋），CD56（－），Ki-67（60%＋）。② 21 号片—— P63（＋），P40（＋），CK5/6（＋），Villin（－），CDX-2（－），SATB2（－），Syn（局灶＋），CD56（－），CgA（－），Ki-67（60%＋）。③ Her-2（0），PD-L1（CPS 为 5）。男性肿瘤标志物 14 项提示 CEA 为 13.34ng/ml↑，CYFRA21-1 为 27.74ng/ml↑，CA125 为 79.72U/ml↑，CA19-9 为 97.19U/ml↑。腹部增强 CT 见图 2-82。

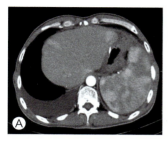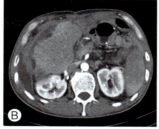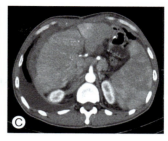

▲ 图 2-82　腹部增强 CT

A. 肝左叶可见低密度灶，增强扫描不均匀强化，较前新发；B. 肝右叶见斑片状低密度影，与肾脏分界不清，增强扫描轻度强化；C. 肝周条状高密度影，考虑存在膈肌转移，腹膜转移

经上述诊疗，考虑患者为原发性结肠鳞癌或胃癌（考虑结肠转移）。原发性结肠鳞状细胞癌发病率很低，在结肠肿瘤中占比不足 0.06%。原发性结直肠鳞癌占所有结直肠恶性肿瘤的 0.25%～0.85%。1979 年 Williams 提出原发性结肠鳞癌的诊断标准：排除其他部位鳞癌的结肠转移；排除鳞状上皮瘘管所引起的鳞癌；排除肛门鳞癌的蔓延。

患者结肠术后病理分期较晚，术后 1 个月查腹部 CT 可见肝缘腹膜明显增厚，考虑存在膈肌转移，合并腹膜转移。患者结肠术前肠梗阻症状需警惕为腹腔种植转移，长期浸润性生长，由肠壁外浸润至肠壁内引起梗阻所致。胃癌术后病理免疫组化中 CDX-2、CK20（-）、CD56（-）等均为腺癌指标，不除外合并有鳞癌成分。因此，可重新完善肠癌术后标本免疫组化，

若合并有腺癌成分，考虑结肠占位由胃癌转移而来。

重新予以完善免疫组化，病理会诊。病理结果为：①胃送检切片示低分化腺癌，浸润胃壁达浆膜层，脉管内可见癌栓，未见明确神经累犯。免疫组化结果为 AE1/AE3（+），CAM5.2（+），P63（-），P40（-），P53（野生型 +），Syn（-），CK5/6（局灶 +），SALL4（-），CD10（+），GPC-3（-）。②结肠送检切片示低分化癌，结合免疫组化结果 CAM5.2（部分 +），CDX-2（局部弱），P40（部分 +），SALL4（-），符合腺鳞癌，其中腺癌成分约占 30%，鳞癌成分约占 70%，肿物浸润肠壁全层，肿物主要位于肠壁浆膜层和肌层内，局部侵及黏膜固有层，未见明确神经及脉管累犯。

本例患者最终诊断为胃低分化腺癌术后 [$pT_2N_{3a}M_0$ ⅢA 期，pMMR，Her-2（0）]，横结肠转移术后（$pT_3N_0M_1$

Ⅳ期），腹壁转移，肝转移，膈肌转移，腹膜转移。

2. 治疗经过

本例患者后续治疗方案选择参考 2021 版 CSCO 胃癌诊疗指南（表 2-15）。

胃癌一线免疫治疗策略包括 PD-L1 单抗单药或联合化疗。CheckMate 649 研究显示，在 PD-L1 CPS ≥ 5 的主要终点人群中，纳武利尤单抗联合化疗较单纯化疗的 OS 更优（mOS 为 14.4 个月 vs. 11.1 个月），在 CPS ≥ 1 和所有随机患者的次要终点人群中也可显示生存获益。联合治疗在 CPS ≥ 1 和所有随机患者中均可带来 PFS 的获益趋势，且在 CPS ≥ 5 的患者中具有统计学意义（mPFS 为 7.7 个月 vs. 6.0 个月，HR=0.68，$P <$ 0.0001）。亚洲研究 ATTRACTION-4 结果显示，在全人群中，纳武利尤单抗联合化疗较单纯化疗，PFS 显著改善，分别为 10.45 个月 vs. 8.34 个月。该患者 PD-L1 CPS 为 5，可选择免疫联合化疗。

研究表明免疫治疗联合化疗在晚期胃癌获益，患者 PD-L1 CPS 为 5，故该患者可选择免疫治疗联合化疗的治疗方案，但患者因经济原因拒绝免疫治疗。其化疗方案为多西他赛（90mg，静脉滴注，第 1 天应用，每 3 周重复 1 次）联合替吉奥（60mg，口服，每天 2 次，第 1～14 天应用，每 3 周重复 1 次）。

【总结】

结肠鳞癌是一种发病率较低的肠癌类型，其诊断需除外其他部位的转移。本病例经重新完善病理检查，明

表 2-15　2021 版 CSCO 胃癌诊疗指南

	Ⅰ级专家推荐	Ⅱ级专家推荐	Ⅲ级专家推荐
Her-2 阳性	曲妥珠单抗联合奥沙利铂 / 顺铂 +5-FU/ 卡培他滨化疗（1A 类证据）	曲妥珠单抗联合奥沙利铂 / 顺铂＋替吉奥（2B 类证据）	曲妥珠单抗联合其他一线化疗方案（含蒽环类药物方案除外）（3 类证据）
Her-2 阴性	• 顺铂＋氟尿嘧啶类（5-FU/ 卡培他滨 / 替吉奥（1A 类证据） • 紫杉醇 / 多西紫杉醇＋氟尿嘧啶类（5-FU/ 卡培他滨 / 替吉奥）（2A 类证据） • 顺铂＋氟尿嘧啶类（5-FU/ 卡培他滨 / 替吉奥）（1A 类证据） • PD-L1 CPS ≥ 5，化疗（FOLOFX/XELOX）联合纳武利尤单抗（1A 类证据）	三药联合方案 DCF 及 mDCF（1B 类证据），适用于体力状况好且肿瘤负荷较大患者	PD-L1 CPS ≥ 1，帕博利珠单抗单药

确肿瘤生长方式为由外向内浸润转移，病理类型为腺鳞癌，最终确诊为胃癌（结肠转移）。因此，对于有疑问的病理类型我们可重新完善免疫组化以明确诊断。在指南、专家共识基础上，结合患者实际情况，制订诊疗方案。

（蔡琳琳　陈锦华）

十四、晚期胃癌一线免疫相关性肺炎病例

【病例概述】

患者，男性，67 岁。因"诊断胃癌，腹腔淋巴结转移 5 个月，发热伴呼吸困难 1 天"入院。既往高血压病史 15 年。

长期担任水泥厂管理人员，有粉尘接触史，无症状。患者于 2019 年 10 月行胃镜检查，提示贲门口挛缩，狭窄，胃底和胃体前后壁可见 5cm×6cm 大小的不规则溃疡；病理检查提示腺癌。2019 年 11 月行全身 CT 检查，提示贲门胃底部肿物，考虑胃癌，浸透浆膜面并累及食管下段，贲门旁、胃左区、肝门部、腹膜后可见多发淋巴结，考虑转移。病理会诊结果提示中分化腺癌，Lauren 分型为肠型，HRE-2（0），pMMR。

【诊疗经过】

晚期一线：KEYNOTE-062 研究设计（NCT02494583）（图 2-83）。

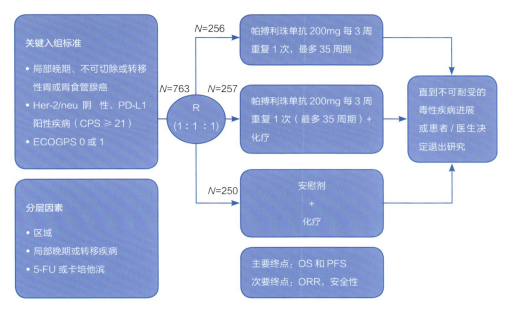

▲ 图 2-83　晚期一线：KEYNOTE-062 研究设计（NCT02494583）

1. 一线治疗

2019 年 11 月 5 日开始行全身化疗 4 周期，方案为：信迪利单抗＋奥沙利铂＋替吉奥胶囊。化疗前患者几乎不能进食，2 周期后患者可以正常饮食，CT 疗效评价为 PR（图 2-84）。

2. 病情变化

患者第 4 周期化疗出院后患者自觉乏力、气短，予对症处理，效果欠佳，2020 年 3 月 1 日患者出现发热，

体温最高达 39℃，伴咳嗽，胸闷气短，急诊入院。体温为 36.7℃，脉搏为 70 次 / 分，心率为 20 次 / 分，血压为 128/81mmHg。BMI 为 23.9kg/m^2，SpO_2 为 94%，KPS 评分为 80 分。双肺呼吸音粗，可闻及喘鸣音。心腹部无阳性体征。与 2019 年 11 月 4 日肺部 CT（图 2-85A）相比，急诊入院时肺部 CT（图 2-85B）示双肺斑片状絮状密度增高影，局部网格样改变，考虑免疫相关

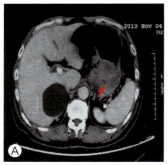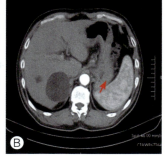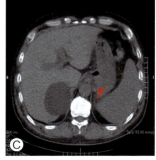

▲ 图 2-84　腹部 CT

A. 基线（2019 年 11 月 4 日）；B. 化疗 2 周期后（2020 年 1 月 6 日）；C. 化疗 4 周期后（2020 年 3 月 8 日）

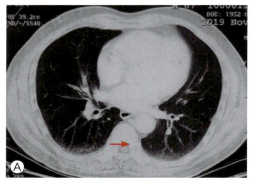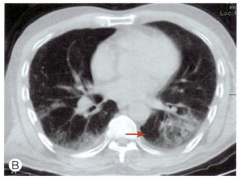

▲ 图 2-85　肺部 CT

A. 2019 年 11 月 4 日肺部基线 CT；B. 2020 年 3 月 1 日急诊入院时肺部 CT

性肺炎。该患者一线治疗遵照 2019 版 CSCO 指南（表 2-16 和表 2-17）。

患者被诊断为：①胃食管结合部腺癌（$T_{4b}N_3M_1$，Ⅳ期，HRE-2 阴性，MSS），腹膜后淋巴结转移，肝门部、胃左区、贲门旁淋巴结转移，免疫相关性肺炎（G3）；②高血压病 2 级（中危组）。

入院后予以患者血常规、电解质、肝肾功生化全项和免疫相关检查（垂体 8 项、输血系列、心肌酶谱、心肌损伤标志物、甲状腺功能、风湿系列和心脏彩超等），结果无异常。治疗采用激素甲泼尼龙 120mg/d（2mg/kg）；并予以吸氧、心电监护、抗生素治疗和细菌培养。第 2 天患者症状明显改善。肺部变化情况见图 2-86。

患者于 2020 年 3 月 13 日免疫相关性肺炎明显好转，但出现上消化道出血，遂停用甲泼尼龙；2020 年 4 月

表 2-16　2019 版 CSCO 指南［肺毒性（肺炎）］[a]

分　级	描　述	Ⅰ级专家推荐	Ⅱ级专家推荐	Ⅲ级专家推荐
G1	无症状；局限于单个肺叶或 < 25% 的肺实质	• 基线检查：胸部 CT、血氧饱和度、血常规、肝肾功能、电解质、TFT、ESR、肺功能 • 考虑在 3～4 周后复查胸部 CT 及肺功能 • 如果影像学好转，密切随访并恢复治疗 • 如果影像学进展，升级治疗方案，暂停 ICI 治疗 • 如果影像学无改变，考虑继续治疗并密切随访直至出现新的症状	• 酌情痰检排除病原体感染 • 每 2～3 天进行自我症状监测，复查血氧饱和度 • 每周复诊，跟踪症状变化、胸部体格检查、重复血氧饱和度及胸部 CT	
G2	出现新的症状或症状恶化，其中包括呼吸短促、咳嗽、胸痛、发热和气短；涉及多个肺叶且达到 25%～50% 的肺实质。影响日常生活，需要使用药物干预治疗	• 行胸部高分辨率 CT，血常规、肝肾功能检查、电解质检查、肺功能分析，暂停 ICI 治疗，直至降至 ≤ G1，静脉滴注甲泼尼龙 1～2mg/（kg·d），治疗 48～72h 后，如果症状改善，激素在 4～6 周内按照每周 5～10mg 逐步减量；如果症状无改善，按 G3～G4 反应治疗；如果不能完全排除感染，需考虑加用经验性抗感染治疗 • 3～4 周后复查胸部 CT • 临床症状和影像学缓解至 ≤ G1，免疫药物可在评估后使用	• 行鼻拭子、痰培养及药敏、血培养及药敏、尿培养及药敏等检查排除病原体感染 • 每 3 天监测 1 次：病史和体格检查、血氧饱和度（静止和活动状态下） • 每周复查胸部 CT、血液、肺功能	酌情行支气管镜或支气管镜肺泡灌洗，不典型病变部位考虑活检

（续　表）

分　级	描　述	Ⅰ级专家推荐	Ⅱ级专家推荐	Ⅲ级专家推荐
G3	严重的新发症状，累及所有肺叶或＞50%的肺实质，个人自理能力受限，需吸氧，需住院治疗	• 行胸部高分辨率CT、血常规、肝肾功能检查、电解质检查、肺功能分析，永久停用ICI治疗，住院治疗如果尚未完全排除感染，需经验性抗感染治疗；必要时请呼吸科或感染科会诊 • 静脉滴注甲泼尼龙2mg/（kg·d），酌情行肺通气治疗；激素治疗48h后，如果临床症状改善，继续治疗至症状改善至≤G1，然后在4～6周内逐步减量；如果无明显改善，可考虑接受英夫利昔单抗（5mg/kg）静脉滴注，或吗替麦考酚酯(1g，每天2次)，或静脉注射免疫球蛋白[b]	行鼻拭子、痰培养、血培养、尿培养等检查排除病原体感染	行支气管镜或支气管镜肺泡灌洗，不典型病变部位考虑活检
G4	危及生命的呼吸困难、急性呼吸窘迫综合征（ARDS），需要插管等紧急干预措施			

a. 上述证据级别全部为2A类证据

b. 在患者考虑使用TNF-α抑制药治疗前，应行T-spot试验排除TB

表2-17　毒性分级管理原则

分　级	住院级别	糖皮质激素	其他免疫抑制药[a]	ICI治疗
G1	无须住院	不推荐	不推荐	继续使用
G2	无须住院	局部使用糖皮质激素[b]或全身使用糖皮质激素，口服泼尼松，0.5～1mg/（kg·d）	不推荐	暂停使用
G3	住院治疗	全身糖皮质激素治疗，口服泼尼松，或者静脉使用甲泼尼龙1～2mg/（kg·d）	对于糖皮质激素治疗3～5天后症状未能缓解的患者，可考虑在专科医师指导下使用	停用，基于患者的风险获益比讨论是否恢复ICI治疗
G4	住院治疗，考虑收入重症加强护理病房（ICU）治疗	全身糖皮质激素治疗，静脉使用甲泼尼龙，1～2mg/（kg·d），连续3天，如果症状缓解逐渐减量至1mg/（kg·d）维持，后逐步减量，6周左右减量至停药	对于糖皮质激素治疗3～5天后症状未能缓解的患者，可考虑在专科医师指导下使用	永久停用

a. 在糖皮质激素无效的情况下可以考虑使用其他免疫抑制药,其中包括TNF-α抑制药（如英夫利西单抗）、麦考酚酯、他克莫司及生物性免疫制药（如抗胸腺细胞球蛋白等）

b. 皮疹时推荐局部短期使用强效糖皮质激素，而不是长期使用弱效糖皮质激素

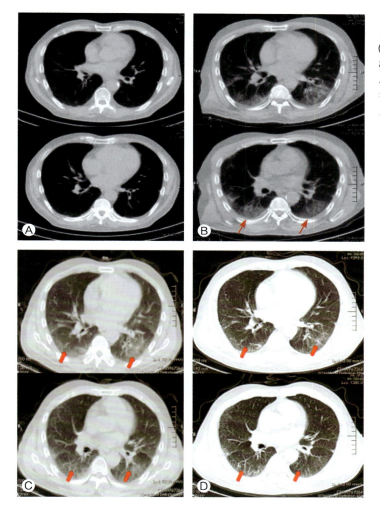

◄ 图 2-86　胸　部 CT
（2020 年 1 月 6 日至 3 月
8 日肺部变化情况）
A. 2020 年 1 月 6 日；B. 2020
年 3 月 1 日；C. 2020 年 3
月 4 日；D. 2020 年 3 月 8 日

3 日胃左动脉栓塞。2020 年 3 月 8 日至 5 月 9 日肺部变化情况见图 2-87。2020 年 4 月 8 日肺炎再次加重，再次激素治疗后好转。

【总结】

患者有长期粉尘接触史，结合 CT 检查，为免疫相关性肺炎高危人群。患者出现免疫相关性肺炎 G3，予以激素治疗后好转，但出现了消化道出血，停用激素后，肺炎加重。该病例提醒我们免疫相关性肺炎治疗时激素需要足量，足疗程应用；消化道肿瘤应用激素冲击时要做好胃黏膜保护。

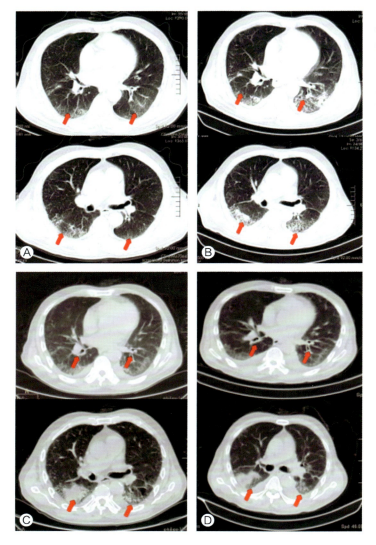

▶ 图 2-87　肺 部 CT
（2020 年 3 月 8 日 至 2020 年 5 月 9 日肺部变化情况）
A. 2020 年 3 月 8 日；B. 2020 年 3 月 20 日；C. 2020 年 4 月 8 日；D. 2020 年 5 月 9 日

（马　宁　白育青）

十五、胃癌免疫治疗相关性皮炎病例

【病例概述】

患者，女性，35 岁。ECOG 评分为 1 分。患者 2020 年 12 月因反酸、胃灼热、呕吐在院内行胃镜，诊断为胃体低分化腺癌。免疫组化结果示 AE1/AE3（+），CD34（血管 +），Ki-67（40%+）。2020 年 12 月 15 日胸腹部增强 CT 提示浸润型胃癌，合并贲门旁、胃小弯侧、胃窦旁多发轻度淋巴结肿大，大小网膜区、肠系膜弥漫性增厚及粟粒样结节，左肺下叶外、后基底段及右肺下叶外基底段多发结节灶，均考虑转移。右侧附件区局部囊性密度影。诊断为胃体腺癌（Ⅳ期），Her-2 未测，肺转移，腹盆腔转移。

【诊疗经过】

患者于 2020 年 12 月 28 日开始卡瑞利珠单抗（艾瑞卡）（200mg，第 1 天应用）联合奥沙利铂（150mg，第 1 天应用）联合替吉奥（50mg，第 1～14 天应用）方案化疗，每 21 天重复 1 次。2 周期后复查胸腹盆 CT，提示原左肺下叶内侧段软组织结节未见显示，肝周少量积液，余未见明显变化。疗效评价为稳定。

患者 2021 年 4 月 20 日至 5 月 21 日出现免疫相关性皮炎，给予激素治疗，继续奥沙利铂联合替吉奥化疗 2 周期。2021 年 5 月 24 日开始，免疫再挑战卡瑞利珠单抗（艾瑞卡）（200mg，第 1 天应用）联合替吉奥（50mg，第 1～14 天应用），每 21 天重复 1 次的方案化疗。2021 年 12 月复查，疗效评价为疾病进展，改用紫杉醇联合奈达铂化疗。2022 年 2 月复查，疗效评价为疾病稳定，仍用紫杉醇联合奈达

铂化疗。

患者第 4 周期免疫治疗后，2021 年 4 月初出现双上肢皮疹，继续给予免疫联合化疗 1 次，并给予抗过敏治疗，但效果差。2021 年 4 月下旬颈部以下皮肤可见皮疹（图 2-88），考虑免疫相关性皮炎 G3 级［分级依据：常见不良事件评价标准（CTCAE）5.0 版］。免疫相关性皮炎治疗参考 NCCN、CSCO 免疫治疗相关斑丘疹管理（表 2-18）。

给予患者泼尼松治疗。具体用药为：①4 月 20 日至 4 月 26 日给予泼尼松 40mg，每天 1 次口服；②4 月 27 日至 5 月 2 日给予泼尼松 30mg，每天 1 次口服；③5 月 3 日至 5 月 9 日给予泼尼松 20mg，每天 1 次口服；④5 月 10 日至 5 月 16 日给予泼尼松 10mg，每天 1 次口服。不良反应治疗效果见图 2-89。

【总结】

3 级免疫相关性皮炎经过激素治疗后，降至 1 级以下后，可进行免疫治疗再挑战，可使患者的总生存得到获益。该患者免疫治疗联合化疗的 PFS 达到 1 年。

皮肤毒性是 ICI 治疗最常见的不良反应。大多数皮肤 irAE 是低级别可控的，少数可能会出现危及生命的剥

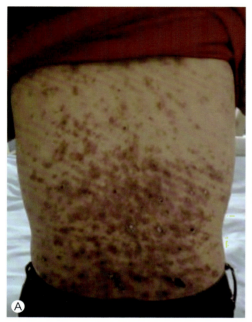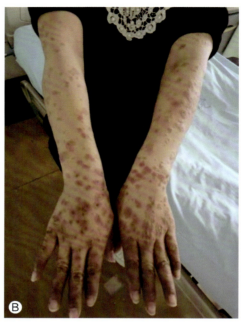

▲ 图 2-88　免疫相关性皮炎

表 2-18　NCCN、CSCO 免疫治疗相关斑丘疹管理

分　级	描　述	Ⅰ级专家推荐	Ⅱ级专家推荐	Ⅲ级专家推荐
G1	斑疹 / 丘疹区域＜10% 全身体表面积（BSA），伴或不伴症状（如瘙痒、灼痛或紧绷）	• 继续 ICI 治疗 • 局部使用润肤剂 • 口服抗组胺药物 • 使用中等强度的局部糖皮质激素外用治疗		必要时进行血常规、肝肾功能检查
G2	斑疹 / 丘疹区域占 10%～30% 全身 BSA，伴或不伴症状（如瘙痒灼痛或紧绷）；日常使用工具受限	• 局部使用润肤剂 • 口服抗组胺药 • 使用强效的糖皮质激素外用和（或）泼尼松 0.5～1mg/（kg·d）	考虑暂停 ICI 治疗	• 必要时进行血常规、肝肾功能检查 • 考虑转诊至皮肤科并且做皮肤活组织检查
G3	斑疹 / 丘疹区域＞30% 全身 BSA，伴或不伴症状（如红斑、紫癜或表皮脱落），日常生活自理受限	• 暂停 ICI 治疗 • 使用强效的糖皮质激素外用，泼尼松 0.5～1mg/（kg·d）［如果无改善，剂量可增加至 2mg/（kg·d）］	• 考虑住院治疗，请皮肤科急会诊 • 皮肤组织活检	必要时进行血常规肝肾功能检查，皮疹区域拍照

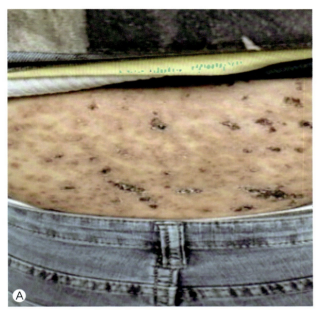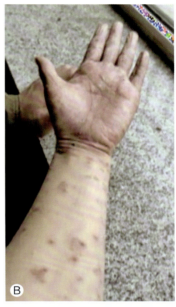

▲ 图 2-89　口服泼尼松 3 天后皮疹逐渐消退

脱性皮肤反应；斑丘疹和瘙痒是 ICI 的常见不良反应，而苔藓病、湿疹及大疱性皮炎和牛皮癣发生率较低。白癜风常见于黑色素瘤的患者（约 8%）。

（李　力）

十六、胃癌免疫治疗肝毒性病例

【病例概述】

患者，男性，58 岁。身高为 175cm，体重为 65kg，ECOG 评分为 1 分。既往行冠状动脉支架置入术，2016 年 6 月 28 日行"腹腔镜下全胃切除术"。术后病理示胃窦低分化腺癌，溃疡型，Lauren 分型为混合型，肿物大小为 3.5cm×3.5cm×2cm，浸润胃壁全层达浆膜下，神经组织受侵，未见明确脉管内癌栓，送检上切缘、下切缘未见癌，淋巴结转移性癌（6/18）。病理分期为 $pT_3N_2M_0$ Ⅲ A 期。免疫组化示 AE1/AE3（+），CAM5.2（+），CDX2（−），P63（−），Syn（−），CGA（−），Ki-67（70%+），Her-2（0），P40（−），CD56（−），MLH1（+），PMS2（+），MSH2（+），MSH6（+），PD-L1（约 60% 肿瘤细胞 +）。术后行 mFOLFOX6 方案全身化疗 9 周期。

【诊疗经过】

患者于 2018 年 2 月感上腹部不适，未予重视，6 月初较前加重。2018 年 9 月 30 日 CT（图 2-90）示左锁区、左腋下见多发大小不等淋巴结，大者直径约 1.3cm，十二指肠残端局部结节，大小约 3.5cm×2.3cm，腹膜后、肝门区见多发大小不等淋巴结，大者直径约 1.4cm。2018 年 10 月就诊，行 PET/CT 检查，提示十二指肠旷置端占位，考虑转移并侵及邻近脏器，脾脏边缘葡萄糖代谢异常，考虑转移，左锁区、左腋下、腹膜后、肝门区及腹主动脉旁多发淋巴结，考虑转移。患者被诊断为胃癌术后，广泛转移（Ⅳ期），ECOG 评分为 1 分。

患者一线治疗参考 2018 版 CSCO 胃癌诊疗指南（表 2-19）。2018 年 10 月 23 日、11 月 13 日给予多西他赛 + 替吉奥方案全身化疗 2 周期。具体用

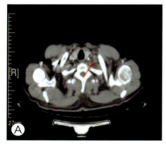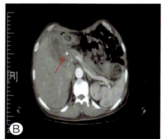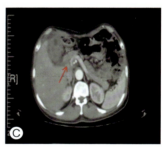

▲ 图 2-90　胸腹盆腔 CT（2018 年 9 月 30 日）

表 2-19　2018 版 CSCO 胃癌诊疗指南（Her-2 阴性）

Ⅰ级专家推荐	Ⅱ级专家推荐	Ⅲ级专家推荐
顺铂 + 氟尿嘧啶类（5-FU/ 卡培他滨 / 替吉奥）（1A 类证据）	三药联合方案 DCF 及 mDCF（2A 类证据）适用于体力状况好且肿瘤负荷较大患者	三药联合方案 ECF 及 mECF（2A 类证据）适用于体力状况好且肿瘤负荷较大患者
奥沙利铂 + 氟尿嘧啶类（5-FU/ 卡培他滨 / 替吉奥）（2B 类证据）	单药方案（如氟尿嘧啶单药或紫杉醇单药）（2B 类证据）适用于体力状况弱或其他临床情况者	伊立替康为基础化疗（3 类证据）
多西紫杉醇 +5-FU/ 卡培他滨 / 替吉奥）（2B 类证据）		
紫杉醇 +5-FU/ 卡培他滨 / 替吉奥）（2B 类证据）		

药为：多西他赛（120mg，第 1 天应用）；替吉奥（60mg，每天 2 次，第 1～14 天应用），每 3 周重复 1 次。2 周期后疗效评价为 SD（图 2-91）。4 周期后疗效评价为 SD（图 2-92）。

患者治疗过程中，CEA 从 1.41μg/L 升至 4.20μg/L，再升至 11.51μg/L。检测 MLH1（+），PMS2（+），MSH2（+），MSH6（+），PD-L1（约 60% 肿瘤细胞 +）。因 CEA 渐增高，家属坚决要求加用免疫治疗。

2019 年 1 月 31 日至 3 月 26 日给予患者多西他赛全身化疗 + 帕博利珠单抗免疫治疗 3 周期。具体用药为：多西他赛（120mg，第 1 天应用）；帕博利珠单抗（200mg，第 1 天应用），每 3 周重复。2019 年 4 月 15 日丙氨酸氨基转移酶（ALT）升高，高达 1122U/L，天冬氨酸氨基转移酶达 886U/L，乳酸脱氢酶达 463U/L，L-γ 谷氨酰转移酶达 1111U/L。参考 2019 CSCO 免疫检查点抑制药相关的毒性管理指南（表 2-20），ALT 或 AST > 5～20 倍 ULN，停用免疫治疗，使用皮质类固醇激素治疗，初始剂量为 1～2mg/（kg·d）。给予甲泼尼龙冲击治疗（表 2-21）。

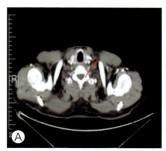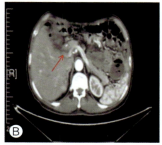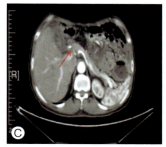

▲ 图 2-91　胸腹盆腔 CT（2018 年 12 月 4 日）

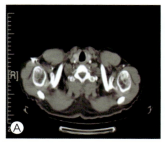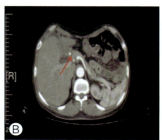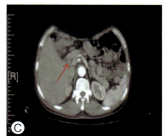

▲ 图 2-92　胸腹盆腔 CT（2019 年 1 月 28 日）

表 2-20　2019 版 CSCO 免疫检查点抑制药相关的毒性管理指南（肝毒性）

分 级	概 述	I 级专家推荐	II 级专家推荐	III 级专家推荐
G1	AST 或 ALT 3 倍正常值上限（ULN），总胆红素 1.5 倍 ULN	继续 ICI 治疗	每周监测 1 次肝功能如肝功能稳定，适当减少监测频率	
G2	AST 或 ALT 3～5 倍 ULN，总胆红素 1.5～3 倍 ULN	• 暂停 ICI 治疗 • 泼尼松 0.5～1mg/kg，口服，如果肝功能好转，缓慢减量，总疗程至少 4 周，泼尼松剂量减至≤10mg/d，且肝脏毒性≤1 级，可重新 ICE 治疗	每 3 天监测 1 次肝功能	可选择肝脏活检
G3	AST 或 ALT 5～20 倍 ULN，总胆红素 3～10 倍 ULN	• G4: 建议永久停用 ICE 治疗静脉使用甲泼尼龙 1～2mg/kg，待肝脏毒性降至 2 级后，可等效改换口服的泼尼松并继续缓慢减量，总疗程至少 4 周，3 天后如果肝功能无好转，考虑加用麦考酚酯（500～1000mg，每天 2 次） • 不推荐使用英夫利西单抗	• G3: 建议停用 ICI 治疗 • 泼尼松剂量减至 10mg/d，且肝脏毒性≤1 级，可重新 ICI 治疗每 1～2 天监测 1 次肝功能，如果麦考酚酯效果仍不佳，可加用他克莫司 • 请肝病专家会诊进行肝脏 CT 或超声检查 • 考虑肝脏活检	
G4	AST 或 ALT > 20 倍 ULN，总胆红素 > 10 倍 ULN			

表 2-21　免疫检查点抑制药相关不良反应的治疗

日 期	丙氨酸氨基转移酶（U/L）	直接胆红素（μmol/L）	治 疗
2019 年 4 月 15 日	1122	7.5	甲泼尼龙 80mg，每天 1 次
2019 年 4 月 18 日	786	8.5	甲泼尼龙 80mg，每天 1 次
2019 年 4 月 22 日	751	22.1	行 PTCD 术
2019 年 4 月 24 日	435	10.9	甲泼尼龙 40mg，每天 1 次
2019 年 4 月 28 日	194	8.7	甲泼尼龙 40mg，每天 1 次
2019 年 5 月 8 日	41	6.5	出院后口服甲泼尼龙 20mg，每天 1 次，约 1 周后患者自行停药

给予甲强龙 80mg 冲击治疗 3 天后转氨酶从 1122U/L 降至 786U/L，但是再冲击治疗后下降不明显，出现了直接胆红素升高，由 7.5μmol/L 升至 22.1μmol/L，巩膜黄染，小便色黄。考虑为免疫性肝损伤加重，或病灶增大致阻塞性黄疸。急诊彩超提示肝内胆管扩张，行 PTCD 术，胆汁引流通畅，每天引流约 600ml。黄疸渐消退，转氨酶逐渐降低。患者于 2019 年 4 月 29 日出院。院外继续口服甲泼尼龙 20mg，每天 1 次治疗，约 1 周后患者自行停药。2019 年 5 月 8 日患者再次入院，复查

肝功能恢复正常。2019 年 5 月复查 CT（图 2-93），提示十二指肠残端、肝门区淋巴结增大。肝功能恢复正常后，给予单药口服替吉奥治疗，3 周期后疗效评价为 PD。患者于当地治疗，随访显示于 2019 年 7 月因疾病进展死亡。

【总结】

重视免疫治疗相关的不良反应的管理。密切观察，及时应用激素处理。重视不良反应的归因诊断：免疫相关；病灶进展；综合因素。如何筛选免疫优势人群是肿瘤精准治疗面临的重要课题。

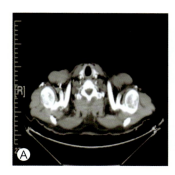 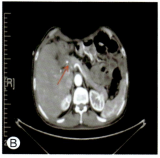 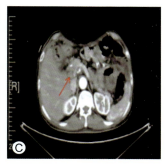

▲ 图 2-93　胸腹盆腔 CT（2019 年 5 月 10 日）

（刘晓玲　冯惠枝　杨牡丹）

十七、胃癌免疫治疗相关性糖尿病病例

【病例概述】

患者，男性，53 岁。胃癌术后、

二线化疗联合免疫治疗。既往无高血压病、糖尿病、冠心病。否认家族遗传疾病病史。体温为 36.2℃，脉搏为 109 次 / 分，呼吸为 23 次 / 分，血压为 121/85mmHg。身高为 170cm，体

重为 62kg。ECOG 评分为 2 分。体型消瘦，急性病容，呼吸深快。双肺呼吸音清，未闻及干湿啰音。心律齐，未闻及病理性杂音。腹软，可见陈旧性手术瘢痕，无压痛、反跳痛。

【诊疗经过】

患者于 2019 年 10 月 24 日在全身麻醉下行"经腹正中切口贲门癌胃近端大部切除术"。术后病理示：近端部分胃贲门溃疡型中分化腺癌（Lauren 分型为肠型），肿瘤侵达胃壁全层；送检大网膜及上切缘、下切缘未见癌累及；小弯侧淋巴结（0/10）及大弯侧淋巴结（0/3）未见转移性癌。免疫组化结果示：Her-2（0），TopⅡ（20+），CgA（−），Syn（−），CD56（−），CDX-2（+），CK20（灶状 +），Villin（+）。术后分期为 $pT_{4a}N_0M_0$，ⅡB 期。术后辅助治疗分层参考 2019 版 CSCO 胃癌诊疗指南（表 2-22 和表 2-23）。

患者于 2019 年 11 月 30 日至 2020 年 4 月 20 日进行术后辅助化疗 6 周期，方案为 SOX（奥沙利铂 + 替吉奥）。具体用药为：奥沙利铂 $130mg/m^2$，第 1 天应用；替吉奥 $S > 1.5m^2$，60mg，每天 2 次，第 1～14 天应用；每 21 天为 1 周期。患者 2020 年 11 月 5 日胸部 CT 提示双肺多发转移，病情进展（图 2-94）。

1. 一线治疗

一线治疗分层参考 2020 版 CSCO 胃癌诊疗指南（表 2-24）。

患者于 2020 年 11 月 13 日至 2021 年 2 月 5 日行一线化疗 4 周期，方案为 SOX（奥沙利铂 + 替吉奥）。具体用药为：奥沙利铂 $130mg/m^2$，第 1 天应用；替吉奥 $S > 1.5m^2$，60mg，

表 2-22　2019 版 CSCO 胃癌诊疗指南

临床分期	分层	Ⅰ级专家推荐	Ⅱ级专家推荐	Ⅲ级专家推荐
Ⅱ期 $cT_{1\sim2}N_{1\sim3}M_0$ $cT_{3\sim4}N_0M_0$	非食管胃结合部肿瘤，适宜手术患者	胃切除术 D_2（1A 类证据）+ 辅助化疗（1A 类证据）	腹腔镜胃切除术 D_2（1A 类证据）（远端胃切除）+ 辅助化疗（1A 类证据）	
	食管胃结合部肿瘤，适宜手术患者	新辅助化疗 + 胃切除术 D_2+ 辅助化疗（1B 类证据）；新辅助放化疗 + 胃切除术 D_2+ 辅助化疗（1B 类证据）	胃切除术 D_2（1A 类证据）+ 辅助化疗（1B 类证据）[a]	

a. 胃癌术后方案选择

表 2-23　2019 版 CSCO 胃癌诊疗指南（术后辅助治疗）

分　层	Ⅰ级专家推荐	Ⅱ级专家推荐	Ⅲ级专家推荐
Ⅱ期 $pT_1N_{2\sim3a}M_0$ $pT_2N_{1\sim2}M_0$ $pT_3N_{0\sim1}M_0$ $pT_4aN_0M_0$ D_2、R_0 切除	术后辅助化疗：XELOX（1A 类证据）；S-1 单药（1A 类证据）	术后辅助化疗：XP（1B 类证据）	术后辅助化疗：FOLFOX（2B 类证据）；SOX（2B 类证据）[a]；术后辅助放化疗：DT 45～50.4Gy（同期氟尿嘧啶类）（3 类证据）
Ⅲ期 $pT_1N_{3b}M_0$ $pT_2N_3M_0$ $pT_3N_2M_0$ $pT_4aN_{1\sim3}M_0$ $pT_4bN_{0\sim3}M_0$ D_2、R_0 切除	术后辅助化疗：XELOX（1A 类证据）	术后辅助化疗：DS-1 序贯 S-1（1B 类证据）	

a. 胃癌术后方案选择

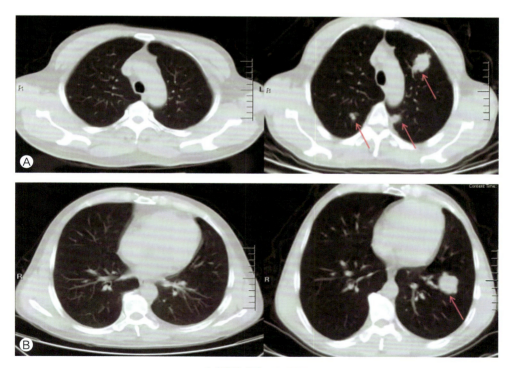

▲ 图 2-94　胸部 CT
A. 2020 年 4 月 21 日胸部 CT；B. 2020 年 11 月 5 日胸部 CT

表 2-24　2020 版 CSCO 胃癌诊疗指南

分　层	Ⅰ级专家推荐	Ⅱ级专家推荐	Ⅲ级专家推荐
Her-2 阳性	曲妥珠单抗联合氟尿嘧啶 / 卡培他滨 + 顺铂（1A 类证据）	曲妥珠单抗联合其他一线化疗方案（如奥沙利铂 + 卡培他滨，或者 S-1+ 顺铂）（2B 类证据）	曲妥珠单抗联合其他一线化疗方案（含蒽环类药物方案除外）（3 类证据）
Her-2 阴性	• 顺铂 + 氟尿嘧啶类（5-FU/ 卡培他滨 / 替吉奥）（1A 类证据） • 奥沙利铂 + 氟尿嘧啶类（5-FU/ 卡培他滨 / 替吉奥）（2B 类证据）[a]	三药联合方案 DCF 及 mDCF（2A 类证据），适用于体力状况好且肿瘤负荷较大患者	三药联合方案 ECF 及 mECF（2A 类证据），适用于体力状况好且肿瘤负荷较大患者

a. 胃癌一线方案选择

每天 2 次，第 1～14 天应用；每 21 天为 1 周期。治疗 2 周期后，双肺多发转移病灶较前缩小，疗效评价为 PR；2021 年 2 月复查 CT，提示双肺多发转移病灶，较前增大，疗效评估为 PD（图 2-95）。

2. 二线治疗

患者于 2021 年 2 月 24 日行 CT 引导下经皮肺穿刺活检术。病理诊断为（肺占位）腺癌；结合免疫组化结果，符合转移性，消化道来源。免疫组化结果示 Her-2（0），CDX-2（+），

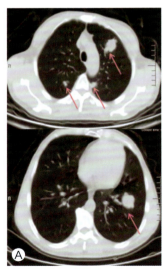
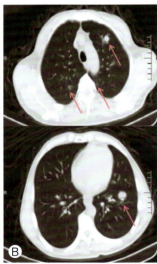
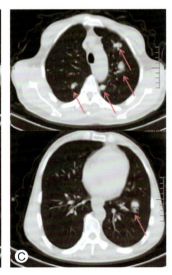

▲ 图 2-95　胸部 CT
A. 2020 年 11 月 5 日；B. 2020 年 12 月 29 日；C. 2021 年 2 月 20 日

CK20（-），MLH1（+），MSH2（+），MSH6（+），PMS2（+），Villin（+），CK7（+），TTF-1（-），NapsinA（-）。二线治疗分层参考 2021 版 CSCO 胃癌诊疗指南（表 2-25）

患者于 2021 年 2 月 27 日开始调整为二线化疗，方案为信迪利单抗 + 多西他赛 + 卡培他滨。具体用药为：信迪利单抗 200mg，第 1 天应用；多西他赛 60mg/m²，第 1 天应用；卡培他滨 1000mg/m²，每天 2 次，第 1～14 天应用；每 21 天为 1 周期。

胸部 CT 提示肺转移病灶部分增大，部分缩小，疗效评价为 SD（图 2-96 和图 2-97），继续原方案治疗，共 7 周期。2021 年 8 月 17 日进入维持治疗，方案为信迪利单抗 + 卡培他滨。

2021 年 9 月 9 日患者无明显诱因出现口干、多饮、消瘦、腹胀、恶心、呕吐、乏力、纳差，2021 年 9 月

表 2-25　2021 版 CSCO 胃癌诊疗指南（Her-2 阴性）

分 层	I 级专家推荐	II 级专家推荐	III 级专家推荐
ECOG0～1 分	• 单药化疗（紫杉醇或多西他赛或伊立替康）(1A 类证据) • 临床研究	如果既往铂类治疗失败，紫杉醇与氟尿嘧啶类双药联合（2B 类证据）[a]	如果既往未经铂类治疗失败，顺铂或奥沙利铂为基础化疗（3 类证据）
ECOG2 分	• 单药紫杉醇（1A 类证据） • 临床研究		

a. 胃癌二线方案选择

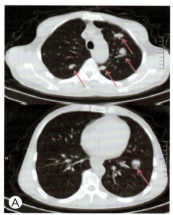
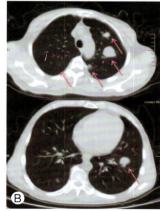
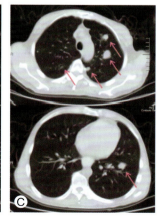

▲ 图 2-96　胸部 CT

A. 2021 年 2 月 20 日；B. 2021 年 4 月 14 日；C. 2021 年 5 月 7 日

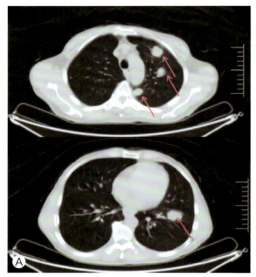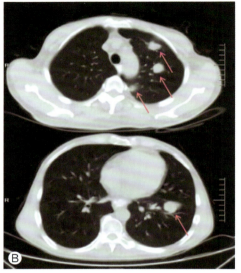

▲ 图 2-97　胸部 CT
A. 2021 年 7 月 23 日；C. 2021 年 8 月 24 日

14 日出现呼吸困难，急诊入院。急诊检查随机血糖为 32.0mmol/L；血酮体为 5.2mmol/L；血气分析示 pH 为 6.937，HCO_3^- 为 6.3mmol/L。初步诊断为：①糖尿病酮症酸中毒；②贲门腺癌术后（Lauren 分型为肠型，$T_{4a}N_0M_0$ ⅡB 期）[Her-2（0），pMMR]，肺转移 [Her-2（0），pMMR]。尿常规检查见表 2-26。糖化血红蛋白（HbA1c）为 9.6%（3.6%～6%），81.4mmol/mol。

表 2-26　尿常规结果

时 间	葡萄糖	酮 体
2021 年 9 月 16 日 7:00	+4	+1
2021 年 9 月 16 日 20:36	+1	—

予以患者以下治疗：①吸氧、心电监护、告病危；②补液、小剂量胰岛素纠酸纠酮，密切监测血糖及生命体征；③纠正电解质紊乱、支持对症治疗；④监测血气分析、电解质等指标。治疗过程中监测血糖、pH、HCO_3^-变化，见图 2-98 至图 2-100。

予以患者谷赖胰岛素早上 4U、中午 6U、晚上 6U，餐前皮下注射；甘精胰岛素 12U，睡前皮下注射。患者 24h 血糖波动为 4.5～9mmol/L，好转出院。

【总结】

患者既往无糖尿病病史，使用免疫治疗 7 个月余，出现糖尿病，考虑

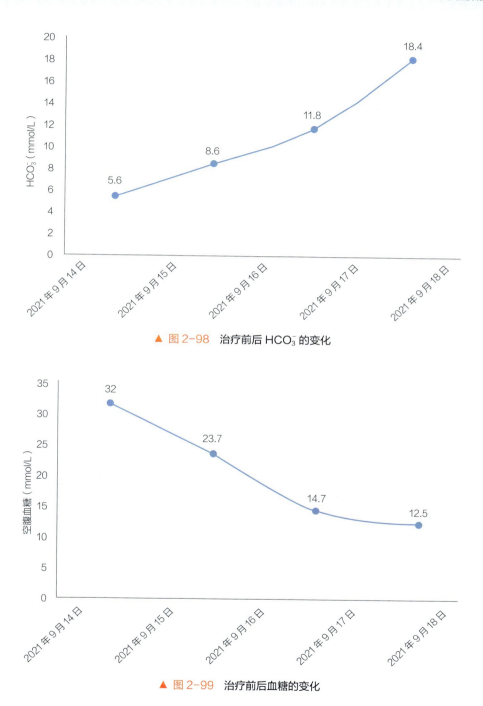

▲ 图 2-98 治疗前后 HCO_3^- 的变化

▲ 图 2-99 治疗前后血糖的变化

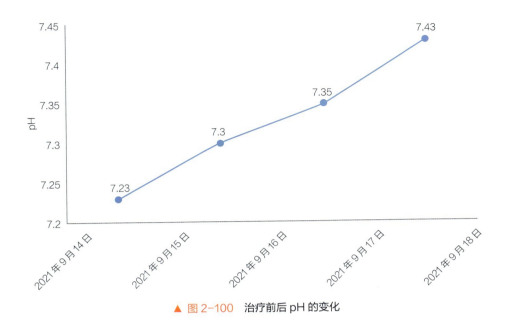

▲ 图 2-100　治疗前后 pH 的变化

免疫治疗引起了继发性糖尿病，因此，免疫治疗过程中需密切监测血糖、尿糖情况，必要时完善胰岛功能检查。患者出现内分泌毒性，分级为 G4，根据 CSCO 指南，胰岛素将血糖控制正常后可继续免疫治疗，但需密切监测血糖。

（高杨军　李玮玲　申国彦）

第3章
肝胆恶性肿瘤

一、晚期胆管癌多线治疗病例

【病例概述】

患者,男性,44岁。PS评分为1分。2017年3月体检时腹部彩超示肝脏见3.0cm×2.0cm大小低回声实性结节。2017年3月29日上腹部增强MRI示(图3-1)肝右叶占位,下腔静脉及门静脉旁淋巴结肿大。2017年4月1日CT定位下肝脏病灶穿刺活检,病理结合免疫组化提示低分化腺癌(考虑肝内胆管癌);AE1/AE3(+)、Ki-67(约20%+)、CK19(+)、CK7(+)、Hepatocyte(-)、Gpc-3(-)、CD10(-)、CD34(-)、Vimentin(-)。既往"肾病综合征"3年余,规律治疗2年,停止治疗1年。诊断为肝内胆管低分化腺癌($cT_xN_1M_0$,ⅢB期)、下腔静脉受侵、门静脉旁淋巴结转移、肾病综合征。

【诊疗经过】

1.一线治疗

肝胆外科会诊后不建议手术治疗,患者于2017年4月10日至

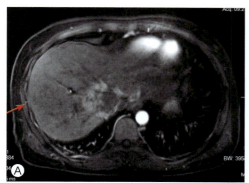
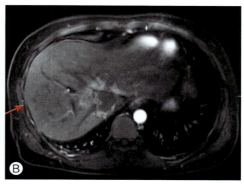

▲ 图3-1　上腹部CT(2017年3月29日)

2017 年 9 月行 6 周期全身化疗。方案为吉西他滨（1000mg/m²，静脉注射，第 1 天、第 8 天应用）＋卡培他滨（1250mg/m²，口服，每天 2 次，第 1～14 天应用），每 21 天为 1 周期。化疗 3 周期后疗效评价为 PR，6 周期后疗效评价为持续 PR（图 3-2 至图 3-4）。

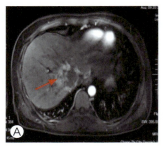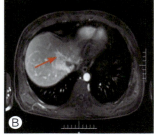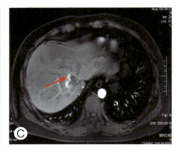

▲ 图 3-2 上腹部 CT 显示肝脏病灶持续 PR
A. 2017 年 3 月上腹部 CT；B. 2017 年 6 月上腹部 CT；C. 2017 年 8 月上腹部 CT

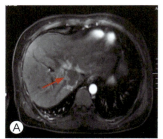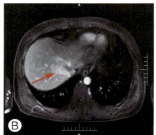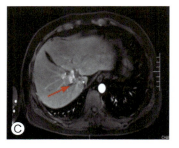

▲ 图 3-3 上腹部 CT 显示肝脏病灶持续 PR
A. 2017 年 3 月上腹部 CT；B. 2017 年 6 月上腹部 CT；C. 2017 年 8 月上腹部 CT

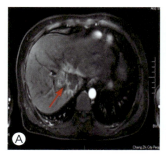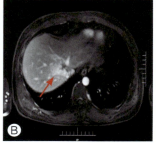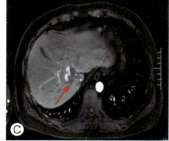

▲ 图 3-4 上腹部 CT 显示肝脏病灶持续 PR
A. 2017 年 3 月上腹部 CT；B. 2017 年 6 月上腹部 CT；C. 2017 年 8 月上腹部 CT

2. 一线治疗后局部治疗

化疗后再次请肝胆外科会诊，仍考虑无手术机会，于 2017 年 10 月、12 月分别给予 2 次肝脏病灶 CT 引导下 ^{125}I 粒子植入（图 3-5）。

3. 二线治疗

患者于 2018 年 3 月发生病情进展，肝脏病灶较前增大，疗效评价为 PD，2018 年 3 月 15 日至 7 月 19 日，二线给予 5 周期全身化疗。化疗方案为多西他赛（75mg/m²，静脉注射，第 1 天

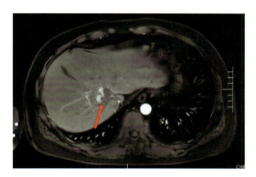

▲ 图 3-5 上腹部 CT 红箭显示此病灶行 ^{125}I 粒子植入

应用）+ 替吉奥（60mg，口服，每天 2 次，第 1~14 天应用），每 21 天为 1 周期。2 周期和 4 周期后疗效评价均为 SD（图 3-6）。

4. 三线治疗

患者于 2018 年 9 月再次病情进展，出现梗阻性黄疸，总胆红素为 232μmol/L，直接胆红素 101μmol/L，间接胆红素 22.3μmol/L，评估病情为 PD；给予介入下经皮肝胆道引流术（PTCD）治疗，在胆红素正常后，于 2018 年 9 月 10 日至 10 月 20 日三线给予 2 周期全身化疗，化疗方案为伊立替康 180mg/m²，静脉注射，第 1 天应用，每 21 天为 1 周期。2 周期疗效评价均为 PD（图 3-7）。

5. 四线治疗

患者于 2018 年 11 月又一次病情进展，肝脏病灶再次增大，于 2018 年 11 月 18 日至 2019 年 4 月 2 日四线给

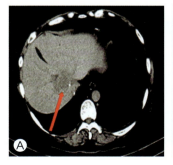
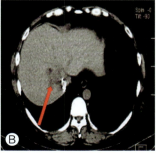
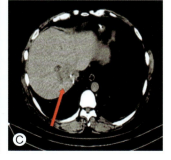

▲ 图 3-6 上腹部 CT 显示肝脏病灶 SD
A. 2018 年 3 月上腹部 CT；B. 2018 年 5 月上腹部 CT；C. 2018 年 7 月上腹部 CT

予靶向治疗，方案为安罗替尼 10mg，口服，第 1~14 天应用，休息 7 天，每 21 天为 1 周期。疗效评价为持续维持 SD（图 3-8）；2019 年 1 月拔除胆道引流管，行胆道支架植入。

治疗过程中耐受性良好，表现为呕吐 0 级、恶心 0 级、乏力 0 级、血压监测正常、无蛋白尿。

6. 五线治疗

患者于 2019 年 6 月 17 日复查病情进展，肝脏病灶较前增大（图 3-9），故于 2019 年 6 月 18 日五线给予安罗替尼（10mg，口服，第 1~14 天应用，休息 7 天）+ 吉西他滨（1000mg/m^2，静脉注射，第 1 天、第 8 天应用）；每 21 天为 1 周期。疗效评价为 PD（图 3-10）。

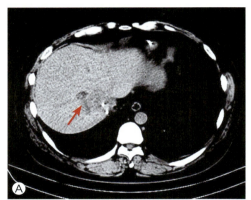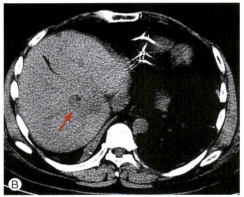

▲ 图 3-7　上腹部 CT 显示肝脏病灶 PD
A. 2018 年 7 月上腹部 CT；B. 2018 年 9 月上腹部 CT

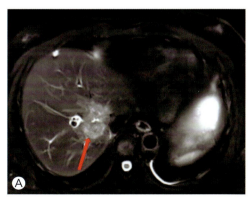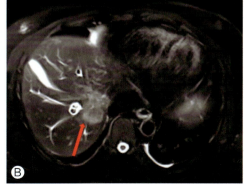

▲ 图 3-8　上腹部 MRI 显示肝脏病灶 SD
A. 2018 年 11 月上腹部 CT；B. 2019 年 3 月上腹部 CT

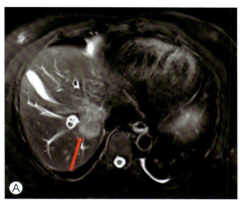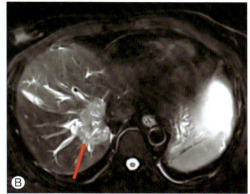

▲ 图 3-9　上腹部 MRI 显示肝脏病灶 PD
A. 2019 年 3 月上腹部 MRI；B. 2019 年 6 月上腹部 MRI

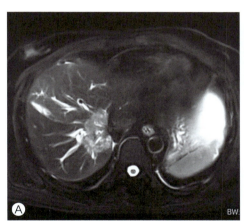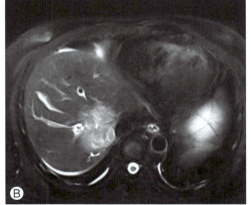

▲ 图 3-10　上腹部 MRI 显示肝脏病灶 PD
A. 2019 年 6 月上腹部 MRI；B. 2019 年 7 月上腹部 MRI

治疗中耐受性良好，表现为呕吐 0 级、恶心 0 级、乏力 0 级、血压监测正常、无蛋白尿。

7. 六线治疗

患者于 2019 年 7 月 2 日使用安罗替尼（10mg，口服，第 1～14 天应用，休息 7 天）＋卡瑞利珠单抗（200mg，静脉注射，第 1 天应用），每 21 天为 1 周期。使用前完善免疫检查点抑制药相关毒性管理基线检查。完善免疫组化，提示 PMS2（＋）、MLH1（＋）、MSH2（＋）、MSH6（＋）；PD-L1 表达（22C3）约 3%。疗效评价为 PR（图 3-11 和图 3-12）。

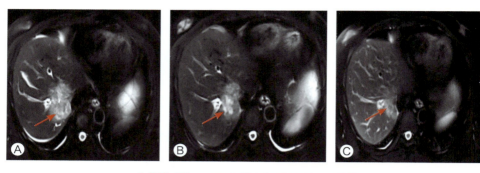

▲ 图 3-11　上腹部 MRI 显示肝脏病灶持续 PR

A. 2019 年 7 月 24 日上腹部 MRI；B. 2019 年 9 月 24 日上腹部 MRI；C. 2019 年 11 月 20 日上腹部 MRI

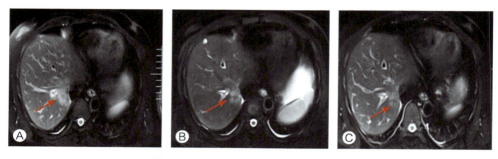

▲ 图 3-12　上腹部 MRI 显示肝脏病灶持续 PR

A. 2019 年 11 月 20 日上腹部 MRI；B. 2020 年 2 月 21 日上腹部 MRI；C. 2020 年 4 月 8 日上腹部 MRI

【总结】

1. 治疗回顾

患者治疗经过为：①一线治疗——吉西他滨 + 卡培他滨联合化疗 6 周期，最佳疗效 PR，CT 引导下局部病灶 ^{125}I 粒子植入，PFS 为 11 个月余；②二线治疗——多西他赛 + 替吉奥联合化疗 5 周期，PFS 为 5 个月余；③三线治疗——伊立替康单药化疗 2 周期，PFS 为 2 个月；④四线治疗——安罗替尼单药靶向治疗，PFS 为 6 个月余；⑤五线治疗——安罗替尼 + 吉西他滨联合治疗 1 周期，PFS 为 1 个月余；⑥六线治疗——安罗替尼 + 卡瑞利珠单抗联合治疗，PFS 为 19 个月余。

胆管癌后线免疫联合靶向治疗维持 19 个月余，治疗期间患者生活质量好，随访时间至 2021 年 3 月，因肿瘤进展，持续性黄疸进行性加重去世。

2. 结论

晚期胆管癌预后差，中位生存时间短，随着目前免疫治疗的研究进展，本病例患者经过积极的抗肿瘤治疗，尤其是在后线应用了免疫联合抗血管靶向治疗，依然获益，不仅延长了生存时间，更提高了患者的生活质量。

（杨　伟　关丽霞　雷俊梅）

二、原发性肝癌介入治疗病例

【病例概述】

患者，男性，66 岁。因"发现肝占位 2 个月余"于 2019 年 6 月 11 日入院。患者 2 个月前因发热就诊于呼吸科，检查发现肝占位性病变、病毒性乙型肝炎，后转入感染性疾病科，行肝脏穿刺活检，诊断为"肝细胞癌"。后行 PET/CT 进一步明确诊断。既往高血压病史 9 年，口服"施慧达"；脑梗死病史 8 年，无后遗症。否认肝炎病史。

【诊疗经过】

1. 诊断经过

患者 2019 年 6 月 11 日实验室检查示 HBSAG（+），HBEAB（+），HBCAB（+），AFP ＞ 700ng/ml，PT 为 15.70 s，INR 为 1.150，ALT 为 23U/L，AST 为 37U/L，ALB 为 39.5g/L，TBIL 为 34.7μmol/L。同日肝功能评价为 Child-Pugh A 级，ECOG PS 评分为 0 分，手术风险（NNIS 分级）评为 0 级，营养风险（NRS 2002）评分为 1 分。2019 年 6 月 12 日术前影像学检查结果见图 3-13。

患者入院后诊断为：①原发性肝细胞癌（BCLC 分期 B 期；CNLC 分

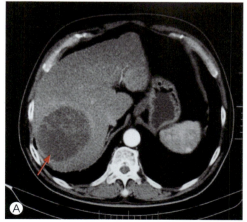
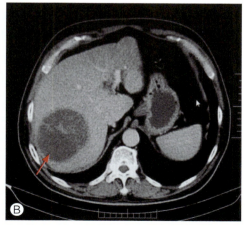

▲ 图 3-13　腹部增强 CT
A. 腹部增强 CT 动脉期；B. 腹部增强 CT 门脉期

期Ⅰb期）；②乙型病毒性肝炎；③高血压病3级（很高危）。

2. 治疗经过

经讨论，患者治疗方案初步拟为：①抗病毒治疗（恩替卡韦0.5mg，口服，每天1次）；②手术治疗/TACE介入治疗（图3-14）。患者不同意行手术切除，故选择了TACE治疗。

（1）第1次手术：患者于2019年6月14日进行第1次手术，予以载药微球（100~300）加表柔比星50mg，

动脉灌注洛铂50mg。术前和术后肝动脉造影见图3-15。术后影像学复查见图3-16和图3-17。术后（2019年7月16日）实验室检查示AFP为173.35ng/ml，PT为11.90s，ALT为18U/L，AST为22U/L，ALB为39.6g/L，TBIL为17.6μmol/L。

（2）第2次手术：患者于2019年7月18日进行第2次手术（图3-18），给予表柔比星30mg+罂粟乙碘油10ml乳剂，动脉灌注洛铂50mg、5-FU

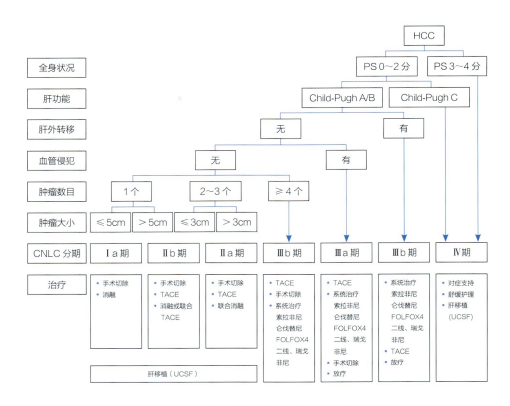

▲ 图3-14　手术治疗/TACE介入治疗

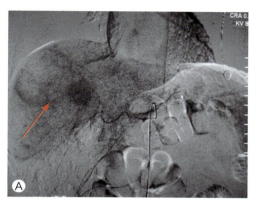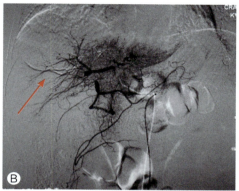

▲ 图 3-15　肝动脉造影
A. D-TACE 治疗前肝动脉造影；B. D-TACE 治疗后肝动脉造影

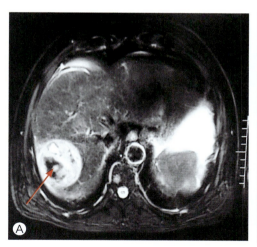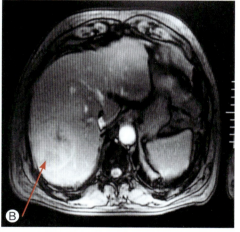

▲ 图 3-16　术后复查 MRI（2019 年 6 月 18 日）

500mg。术后实验室检查（2019 年 9 月 24 日）示 AFP 为 658.75ng/ml，PT 为 10.60s，ALT 为 14U/L，AST 为 18U/L，ALB 为 43.2g/L，TBIL 为 38.3μmol/L。术后影像学检查结果见图 3-19 和图 3-20。

肝右叶 S_7 段靠近门静脉右支低回

声结节，考虑 HCC；肝右叶 S_7 段近膈肌处不均质低回声结节，周边少许活性组织。

(3) 第 3 次手术：患者于 2019 年 11 月 20 日进行第 3 次手术（图 3-21），给予表柔比星 30mg+ 罂粟乙碘油 10ml 乳剂，动脉灌注洛铂 50mg、5-FU 500mg。

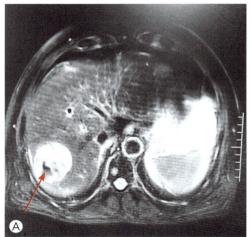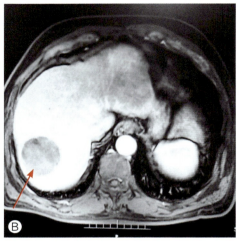

▲ 图 3-17 术后复查 MRI（2019 年 7 月 17 日）

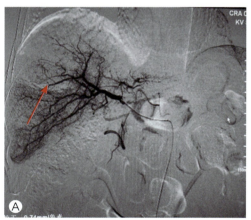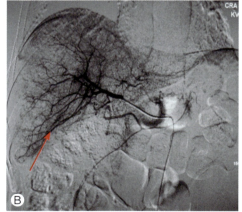

▲ 图 3-18 肝动脉造影
A. C-TACE 治疗前肝动脉造影；B. C-TACE 治疗后肝动脉造影

术后实验室检查（2019 年 11 月 21 日）示 AFP 为 666.39ng/ml，PT 为 10.90s，ALT 为 14U/L，AST 为 18U/L，ALB 为 44.9g/L，TBIL 为 22.0μmol/L。术后影像学检查结果见图 3-22。

（4）第 4 次手术：患者于 2020 年 4 月 28 日进行第 4 次手术（图 3-23），载药微球（100～300）加载表柔比星 50mg，动脉灌注洛铂 30mg。术后实验室检查（2020 年 5 月 7 日）示 AFP

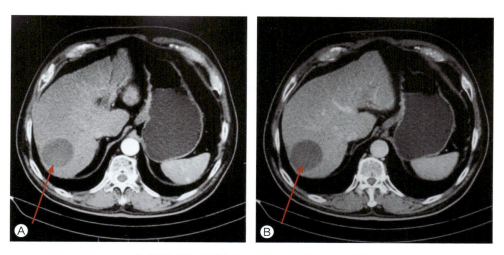

▲ 图 3-19　术后复查 CT（2019 年 9 月 25 日）

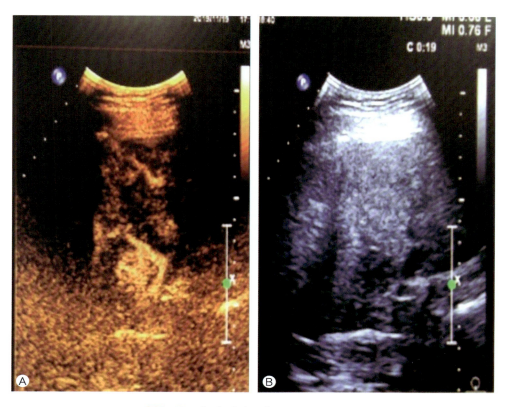

▲ 图 3-20　术后超声造影（2019 年 11 月 19 日）

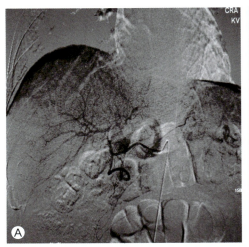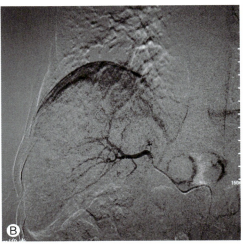

▲ 图 3-21　肝动脉造影（2019 年 11 月 20 日）
A. C-TACE 治疗前肝动脉造影；B. C-TACE 治疗后肝动脉造影

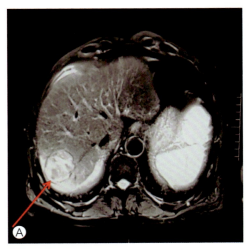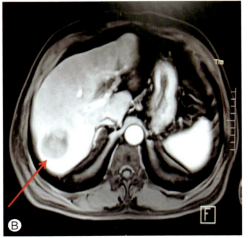

▲ 图 3-22　术后复查 MRI（2019 年 11 月 22 日）

为 17.09ng/ml，PT 为 12.0s，ALT 为 21U/L，AST 为 21U/L，ALB 为 44.5g/L，TBIL 为 36.7μmol/L。术后影像学检查结果见图 3-24 和图 3-25。

右肝 S₇ 段近肝门区可见结节样回声，造影显示内部少许点状斑及斑状高增强；右肝 S₇ 段近膈顶部低回声结节，造影显示动脉期结节周边少许线状高增强。

后续给予患者抗病毒治疗。术后

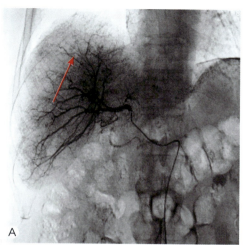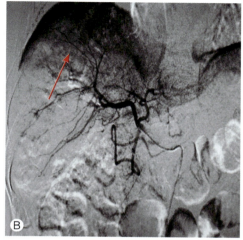

▲ 图 3-23　肝动脉造影（2020 年 4 月 28 日）
A. D-TACE 治疗前肝动脉造影；B. D-TACE 治疗后肝动脉造影

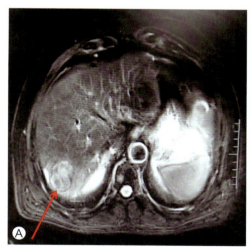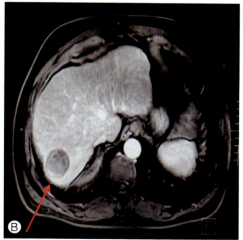

▲ 图 3-24　术后复查 MRI（2020 年 5 月 7 日）

3～6 个月复查，根据复查结果选择是否补充 TACE 治疗。

【总结】

本例患者诊断为原发性肝癌（BCLC B）、乙型病毒性肝炎，采用 C-TACE 联合 D-TACE 治疗，也即 M-TACE 治疗，术后不良反应轻微，AFP 降至正常范围，且 MR 灌注成像未见肿瘤血供恢复，根据影像学 RECIST 评价为 CR。

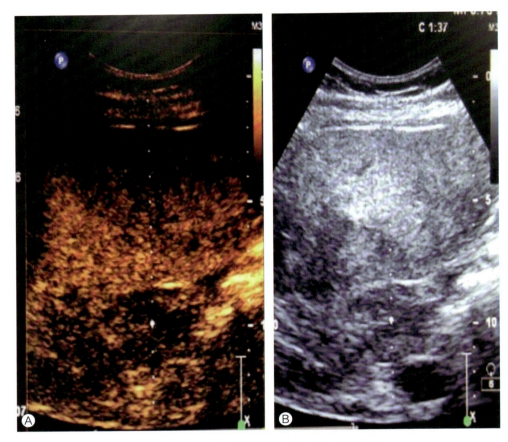

▲ 图 3-25　术后超声造影检查（2020 年 5 月 8 日）

（闫慧军　赵永建）

三、胆管癌免疫相关皮肤毒性病例

【病例概述】

患者，女性，61 岁，PS 评分为 1 分。2019 年 9 月患者因上腹部疼痛行腹部增强 MRI，提示肝左叶占位，门静脉周围及腹膜后多发淋巴结转移，胸部CT 示双肺多发结节，考虑转移。2019 年 10 月 12 日行彩超引导下肝脏病灶穿刺活检，病理示提示胆管腺癌（中分化），免疫组化示 CK（+）、CK7（+）、CK19（+）、CK20（-），CDX-2（-），ARG-1（-），GCP-3（-），Hepatocyte（-）。诊断为肝内胆管中分化腺癌（Ⅳ期），门静脉、腹膜后淋巴结转移，双肺转移。

【诊疗经过】

1. 一线治疗

患者于 2019 年 10 月 4 日至 2019 年 10 月 18 日行替吉奥单药化疗 1 周期，具体用药为替吉奥 60mg，口服，每天 2 次，第 1～14 天应用。

2. 二线治疗

患者于 2019 年 10 月 25 日至 2020 年 2 月 15 日行吉西他滨（1000mg/m²，静脉注射第 1 天、第 8 天应用）+ 替

吉奥（60mg，口服，每天 2 次，第 1～14 天应用）治疗，每 21 天为 1 周期；共进行 5 周期。3 周期疗效评价（与外院影像片对比）为 PR，肝脏病灶较基线缩小 30%，肺部多发转移病灶明显减少，部分消失）（图 3-26 和图 3-27）；6 周期疗效评价为增大 SD（图 3-28）。

患者于 2020 年 3 月开始行替吉奥（60mg，口服，每天 2 次，第 1～14 天应用）+ 信迪利单抗（200mg，静脉

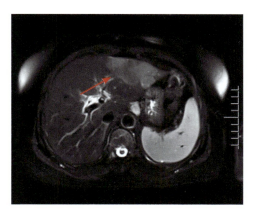

▲ 图 3-26　上腹部 MRI（2019 年 12 月 17 日）

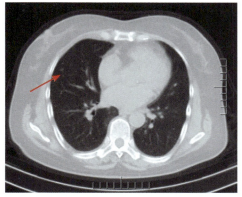

▲ 图 3-27　胸部 CT（2019 年 12 月 16 日）

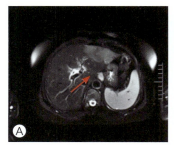
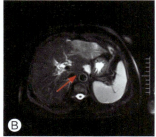
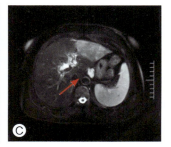

▲ 图 3-28　3 周期（A）、6 周期（B 和 C）的上腹部 MRI

注射，第 1 天应用）治疗，每 21 天为 1 周期，维持治疗。维持治疗疗效评价为维持 SD（2020 年 3 月、2020 年 6 月）（图 3-29）。

3. 不良反应

患者于 2020 年 8 月开始出现面部及双手皮疹（图 3-30），伴瘙痒、紧绷感，同时出现反复流泪症状，无视力下降、结膜充血。请眼科会诊排除眼科疾病，考虑为免疫检查点抑制药皮肤毒性及眼毒性，分级均为 1 级；给予 0.5mg/（kg·d）泼尼松治疗，3

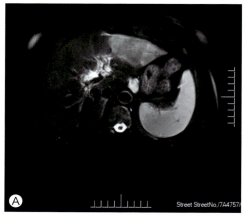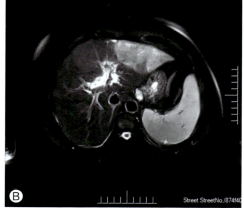

▲ 图 3-29　上腹部 MRI
A. 2020 年 3 月上腹部 MRI；B. 2020 年 6 月上腹部 MRI

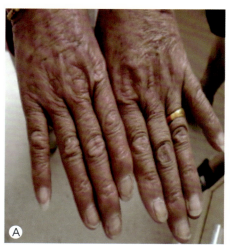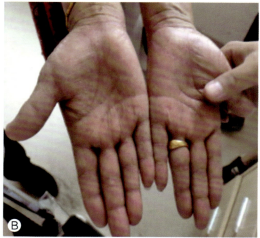

▲ 图 3-30　双手皮疹

天后皮肤瘙痒症状明显缓解，5 天后流泪症状明显缓解。2020 版 CSCO 免疫检查点抑制药相关毒性管理指南见表 3-1 至表 3-3。

表 3-1　2020 版 CSCO 免疫检查点抑制药相关毒性管理指南
（眼毒性 - 葡萄膜炎的药物治疗选择）

分级	描述	Ⅰ级专家推荐	Ⅱ级专家推荐	Ⅲ级专家推荐
G1	无症状；仅作临床或诊断观察	• 继续 ICI • 1 周内请眼科会诊 • 酌情使用润滑液滴眼		
G2	前葡萄膜炎，提示医疗干预	• 暂停 ICI • 在开始葡萄膜炎治疗之前请眼科会诊，配合眼科医师使用局部或系统性糖皮质激素治疗	恢复到 G0～G1 后 4～6 周，根据发病的严重程度、前期对 ICI 治疗的获益及对糖皮质激素治疗的反应，谨慎选择少部分患者恢复 ICI 治疗	
G3	后葡萄膜炎或全葡萄膜炎	• 永久性停用 ICI • 开始激素治疗前请眼科会诊，根据建议使用局部或全身糖皮质激素治疗		
G4	患侧眼睛视力＜ 0.1 或失明	• 永久性停用 ICI • 开始任何治疗前请眼科会诊，在指导下使用局部或全身糖皮质激素治疗		

表 3-2　2020 版 CSCO 免疫检查点抑制药相关毒性管理指南（眼毒性 - 巩膜炎的药物治疗选择）

分级	描述	Ⅰ级专家推荐	Ⅱ级专家推荐	Ⅲ级专家推荐
G1	无症状，仅作临床或诊断观察	• 继续 ICI • 一周内请眼科会诊 • 酌情使用润滑液滴眼		
G2	有症状的，日常活动受限，视力＞ 0.5	• 暂停 ICI • 在开始巩膜炎治疗之前请眼科会诊，配合眼科医师，局部或系统性使用糖皮质激素		

（续　表）

分　级	描　述	Ⅰ级专家推荐	Ⅱ级专家推荐	Ⅲ级专家推荐
G3	有症状的，日常活动受限，视力＜0.5	• 永久性停用 ICI • 开始激素治疗前请眼科会诊，根据建议使用局部或全身糖皮质激素治疗	恢复到 G0～G1 后 4～6 周，根据发病的严重程度、前期对 ICI 治疗的获益及对糖皮质激素治疗的反应，谨慎选择少部分患者恢复 ICI 治疗	
G4	患侧眼睛视力＜0.1 或失明	• 永久性停用 ICI • 开始任何治疗前请眼科会诊，在指导下使用局部或全身糖皮质激素治疗		

表 3-3　2020 版 CSCO 免疫检查点抑制药相关毒性管理指南（皮肤毒性－斑丘疹/皮疹的药物治疗选择）

分　级	描　述	Ⅰ级专家推荐	Ⅱ级专家推荐	Ⅲ级专家推荐
G1	斑疹/丘疹区域＜10% 全身体表面积（BSA），伴或不伴症状（如瘙痒、灼痛或紧绷）	• 继续 ICI 治疗 • 局部使用润肤剂 • 口服抗组胺药物 • 使用中等强度的糖皮质激素（局部外用）		必要时进行血常规、肝肾功能检查
G2	斑疹/丘疹区域为 10%～30% 全身 BSA，伴或不伴症状（如瘙痒、灼痛或紧绷）；日常使用工具受限	• 局部使用润肤剂 • 口服抗组胺药物 • 使用强效的糖皮质激素外用和（或）泼尼松 0.5～1mg/（kg·d）	考虑停用 ICI 治疗	• 必要时进行血常规、肝肾功能检查 • 考虑转诊至皮肤科并行皮肤活组织检查
G3	斑疹/丘疹区域＞30% 全身 BSA，伴或不伴症状（如红斑、紫癜或表皮脱落）；日常生活自理受限	• 暂停 ICI 治疗 • 使用强效的糖皮质激素外用，泼尼松 0.5～1mg/（kg·d）（如果无改善，剂量可增加至 2mg/（kg·d）	• 考虑住院治疗 • 请皮肤科急会诊 • 皮肤组织活检	必要时进行血常规、肝肾功能检查

【总结】

免疫检查点抑制药（ICI）相关的毒性包括免疫相关的不良事件（irAE）和输注反应，也包括可能发生的脱靶反应，故在使用 ICI 前要对患者首先进行基线评估，在出现 irAE 后及时发现、及时治疗。

本病例患者免疫检查点抑制药相关毒性反应为 I 级，未停止免疫治疗，继续免疫联合化疗，同时按照 0.5mg/kg 给予激素治疗 2 周后停用激素，症状消失。

（杨　伟）

四、"一肝两癌"病例

【病例概述】

患者，男性，59 岁。2022 年 2 月主因"间断上腹部不适 1 个月余"入院。既往乙型病毒性肝炎病史 30 年，2020 年因"肝硬化伴腹水"于当地医院住院治疗。身高为 167cm，体重为 65kg，ECOG 评分为 1 分。

【诊疗经过】

1.诊断经过

患者入院后进行实验室检查，肿瘤标志物示 AFP 为 570.82ng/ml↑，CA125 为 78.31U/ml↑，肝功能示 ALB 为 30.5g/L↑，A/G 为 1.0，TBIL

为 42.9μmol/L↑，DBIL 为 22.1μmol/L↑，IBIL 为 20.8μmol/L↑，ALT 为 30U/L，AST 为 24U/L。凝血项目检测示 PT 为 12.90s（正常：10～14s）。输血前检测项目示 HBsAg ＞ 250.00U/ml↑，HBcAb ＞ 10.00U/ml↑，乙肝病毒 DNA 定量＜ 100U/ml。

胃镜（2022 年 2 月）提示疑似贲门癌，食管胃底静脉曲张；胃窦溃疡；胃窦多发息肉（山田 I 型）。病理示（贲门）送检 2 块组织，1 块组织黏膜腺体呈慢性炎改变伴炎性渗出，1 块组织渗出坏死中见破碎异型腺体及散在异型细胞，高度怀疑癌。腹部增强 CT 见图 3-31 至图 3-33，可见肝脏形态失常，各叶比例失调，包膜不完整，考虑肝硬化；肝实质内可见多发斑片状不均匀低密度影，考虑肝癌、转移癌可能。

本例患者考虑诊断为胃癌，或者原发性肝癌或胃癌肝转移。腹部 CT 提示胃癌，但缺乏病理学支持。再次完善胃镜及病理，提示（贲门）黏膜腺体高级别上皮内瘤变，癌不除外。仍不能确诊，病理类型不详。

诊断原发性肝癌的金标准仍然是病理组织学诊断，但在国内外指南和公式中，在全身恶性肿瘤中只有肝癌具有临床诊断标准。本例患者有乙肝

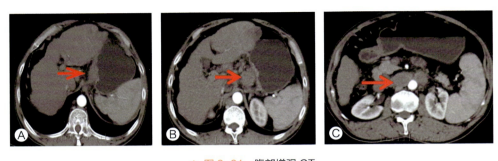

▲ 图 3-31　腹部增强 CT

A. 食管下段贲门处胃壁增厚，内缘凹凸不平；B. 腹腔可见多发肿大淋巴结；C. 腹膜后可见多发肿大淋巴结

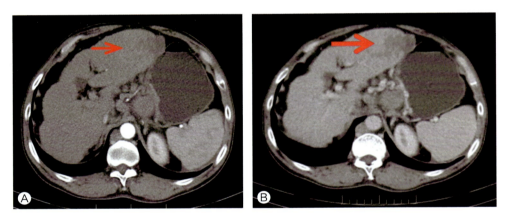

▲ 图 3-32　腹部增强 CT

肝左叶病灶呈散在簇状分布，增强扫描可见不均匀强化，门静脉期密度下降

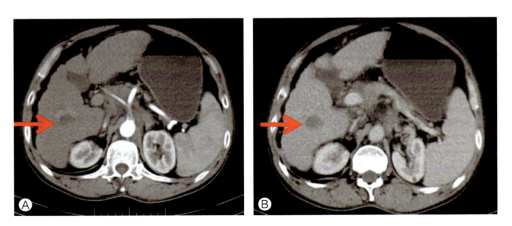

▲ 图 3-33　腹部增强 CT

肝右叶病灶增强边缘可见强化结节，呈"快进快出"强化方式，典型肝癌表现

病史 20 年、肝硬化病史 2 年，AFP 高，以及腹部增强 CT 提示肝癌，支持原发性肝癌的诊断。胃镜及腹部增强 CT，支持胃肝癌转移。

肿瘤诊断的金标准为病理学检查，故该患者于 2022 年 3 月 17 日行肝占位穿刺活检。病理结果示：①（左肝占位）低分化腺癌，结合病史，考虑为转移。免疫组化结果示 CDX-2（－），CK20（＋），Syn（－），CgA（－），Villin（＋），CD56（－），Ki-67（40%＋），P40（－），CK5/6（－），CK7（－），GPC3（－），CK19（－），Hept1（弱＋），CD10（－），CD34（－），Arg-1（－）。②（右肝占位）高分化肝细胞癌。免疫组化结果示 GPC3（＋），CK19（－），Ki-67（1%＋），Hept1（＋），CK7（个别＋），CD10（部分＋），CD34（＋），Arg-1（＋），CD56（－），

Her-2（0），PMS2（＋），MSH2（＋）。

患者诊断为：①食管胃连接处腺癌，肝转移；②原发性肝细胞肝癌；③腹腔淋巴结转移，腹膜后淋巴结转移；④乙型病毒性肝炎，乙肝后肝硬化（失代偿期），食管胃底静脉曲张，腹腔积液。

2. 治疗过程

晚期胃癌治疗参考 2021 版 CSCO 胃癌诊疗指南（表 3-4），晚期肝癌治疗参考 2021 版 CSCO 原发性肝癌诊疗指南（表 3-5）。

本例患者的肿瘤治疗用卡瑞利珠单抗（200mg，静脉滴注，第 1 天应用）＋奥沙利铂（130mg/m²，静脉滴注，第 1 天应用）＋卡培他滨（625～1000mg/m²，口服，第 1～14 天应用）。抗病毒治疗用恩替卡韦 0.5mg，口服，

表 3-4　2021 版 CSCO 胃癌诊疗指南

	Ⅰ级专家推荐	Ⅱ级专家推荐	Ⅲ级专家推荐
Her-2 阳性	曲妥珠单抗联合奥沙利铂/顺铂＋5-FU/卡培他滨（1A 类证据）	曲妥珠单抗联合奥沙利铂/顺铂＋替吉奥（2B 类证据）	曲妥珠单抗联合其他一线化疗方案
Her-2 阴性	● 奥沙利铂＋氟尿嘧啶类（5-FU/卡培他滨/替吉奥）（1A 类证据） ● 紫杉醇/多西紫杉醇＋氟尿嘧啶类（5-FU/卡培他滨/替吉奥）（2A 类证据） ● 顺铂＋氟尿嘧啶类（5-FU/卡培他滨/替吉奥）（1A 类证据） ● PD-L1 CPS ≥ 5，化疗（FOLFOX/XELOX）联合纳武利尤单抗（1A 类证据）	三药联合 DCF 及 mDCF（1B 类证据）	PD-L1 CPS ≥ 1，纳武利尤单抗

表 3-5　2021 版 CSCO 原发性肝癌诊疗指南

分　层	Ⅰ级专家推荐	Ⅱ级专家推荐	Ⅲ级专家推荐
肝功能Child-Pugh A 级 或较好 B 级	• 索拉非尼（1A 类证据） • 奥沙利铂为主的系统化疗（1A 类证据） • 仑伐替尼（1A 类证据） • 阿替利珠单抗联合贝伐珠单抗（1A 类证据）	• 亚坤酸注射液（2A 类证据） • 索拉非尼联合奥沙利铂为主的系统化疗（2A 类证据）	• 仑伐替尼联合帕博利珠单抗或纳武利尤单抗（2B 类证据） • 奥沙利铂为主的系统化疗联合卡瑞利珠单抗（2B 类证据） • 阿帕替尼联合卡瑞利珠单抗（2B 类证据）

每天 1 次。并予以异甘草酸镁、腺苷蛋氨酸以保肝利胆。

【总结】

在全身恶性肿瘤中，只有肝细胞癌具有临床诊断标准。穿刺活检在恶性肿瘤诊断具有必要性，病理学诊断是确诊恶性肿瘤的金标准。临床工作中，我们要在指南、专家共识基础上，结合患者实际病情，制订诊疗方案。

（王　卉　杜云毅　李　翔）

第 4 章
肠恶性肿瘤

一、直肠神经内分泌肿瘤病例

【病例概述】

患者，女性，38 岁，身高为 162cm，体重为 70kg，ECOG 评分为 0 分。2019 年 4 月因"颜面、下肢水肿"于当地体检，常规检查无异常，因便秘多年，遂行肠镜检查（图 4-1），提示距肛门约 6cm 处见直径约 1.0cm 及 1.8cm 两个蘑菇样肿物，行高频电圈套切除。病理提示直肠神经内分泌瘤 G2，切缘残留。既往 2018 年 12 月因"口渴、多饮"于当地诊断糖尿病，二甲双胍、阿卡波糖治疗 1 个月后血糖控制佳改服中药治疗。

【诊疗经过】

患者于 2019 年 6 月就诊，病理会诊（图 4-2）提示大肿物为神经内分泌肿瘤（G2），瘤组织距切缘＜0.1cm，IHC 时 AE1/AE3（部分 +），Syn（+），CgA（-），PHH3（个别 +），CD56（+），SSTR2（+++），Ki-67（约 7%+）。小肿物也为神经内分泌肿瘤（G2），瘤组织紧邻切缘，IHC 示 AE1/AE3（+），Syn（+），CgA（-），PHH3（个别 +），CD56（+），SSTR2（+++），Ki-67（约 4%+）。

患者二次 ESD 术后病理示黏膜慢性炎，未见肿瘤残留。2019 年 7 月行 PET/CT 检查（图 4-3）：^{18}F-FDG-PET/CT 提示未见异常；^{18}F-ALF- 奥曲肽 -PET/CT 发现骶骨前方、直肠右后方转移淋巴结共 3 枚，奥曲肽摄取增高。患者 2019 年 8 月再次行 PET/CT 检查（图 4-4），结论一致。

患者于 2019 年 8 月 13 日行全直肠系膜切除（TME）的直肠前切除术（AR）。术后病理示：① 253 组淋巴结未见肿瘤（0/4）；②肠上淋巴结纤维脂肪组织，未见肿瘤；③中央组淋巴结可见肿瘤转移（2/2），瘤细胞 CK（+）、Syn（+）、CD56（+）、CgA

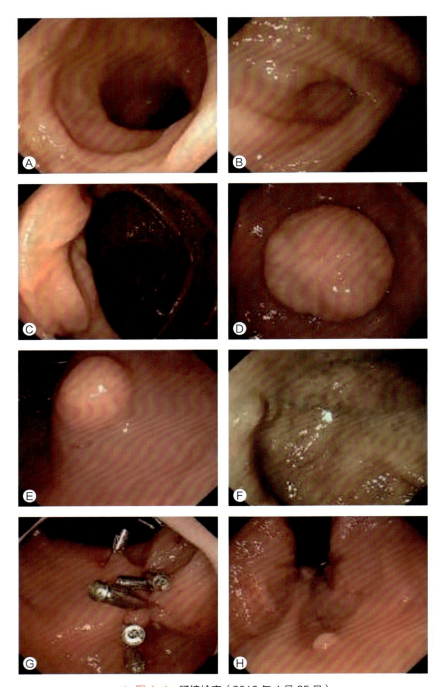

▲ 图 4-1 肠镜检查（2019 年 4 月 25 日）

A. 末端回肠；B. 阑尾开口；C. 回盲部；D. 直肠；E. 直肠；F. 横结肠；G. 直肠；H. 直肠

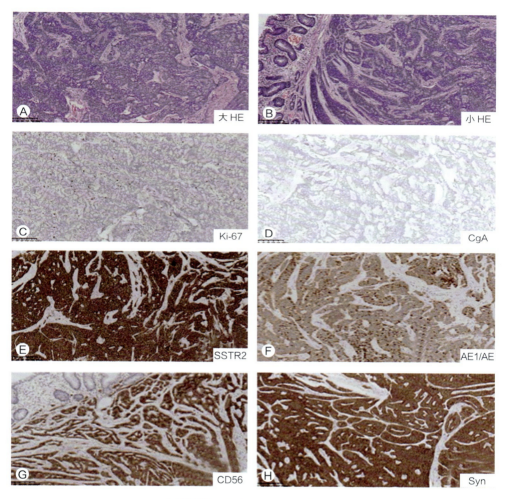

▲ 图 4-2　病理检查（2019 年 6 月）

（－），SSTR2（约 90%+），Ki-67（约 3%+）；④直肠系膜淋巴结可见肿瘤转移（2/7）；⑤直肠组织局部黏膜下层可见多核巨细胞及淋巴细胞聚集，未见肿瘤，肠管两断端（－），另外淋巴结 2 枚未见肿瘤（0/2）。患者被诊断为直肠双原发神经内分泌瘤（G2 级），pT₁N₁M₀ⅢB 期。

分化好的 G1 级、G2 级直肠神经内分泌瘤在根治术后不做辅助治疗，定期随访即可。此患者随访至今，病情稳定，无复发转移等。

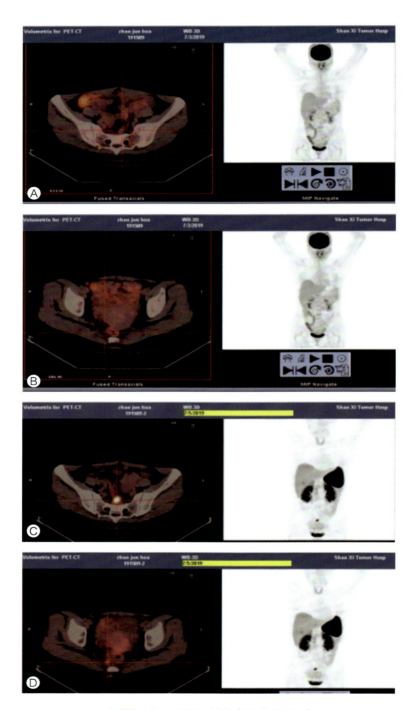

▲ 图 4-3　PET/CT 检查（2019 年 7 月）

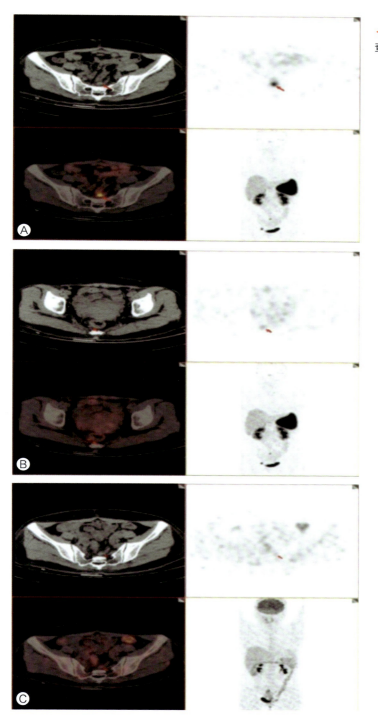

◀ 图 4-4 PET/CT 检查（2019 年 8 月）

【总结】

直肠分化好的神经内分泌瘤（G1/G2），1～2cm大小的肿瘤有10%～15%可发生转移，>2cm的肿瘤有60%～80%可发生转移，最常见淋巴结转移、肝转移、骨转移。所以，对于>1cm的肿瘤一定要进行全面影像学评估，尤其是生长抑素PET/CT检查，确定分期，精准治疗。本病例严格遵照指南规范诊治。

（张素珍　原　琦　冯惠枝　杨牡丹）

二、十二指肠神经内分泌肿瘤病例

【病例概述】

患者，男性，54岁，既往体健，无基础疾病。身高为170cm，体重为60kg，ECOG评分为0分。2018年6月因"咳嗽、咯血"诊断为气管炎，胸部CT发现肝内外胆管扩张。B超检查发现肝内外胆管扩张，胆囊内泥沙样结石，肝左叶低回声结构（肝囊肿？），未行进一步处理。2019年12月12日，复查行B超、CT、MRI等，发现肝内外胆管扩张，胆总管末端、壶腹区占位，肝多发富血供占位，遂入院。

【诊疗经过】

患者于2019年12月13日就诊，一般状况好，查体无明显异常，血常规、凝血功能、肝肾功能正常。肿瘤标志物AFP、CEA、CA19-9、SCC等也无异常。2019年12月16日CT（图4-5）提示胆总管末端十二指肠壶腹部小结节影，大小为1.2cm×0.8cm，富血供强化；胆囊结石；肝脏多发富血供结节（4枚病灶），最大为2.2cm×1.8cm，肝内外胆管明显扩张；胆总管后方及肠系膜血管后方多发结节，最大短径为1.0cm。患者于2019年12月17日行上腹部MRI+MRCP（图4-6）提示胆总管壶腹部末端近十二指肠乳头可见结节，大小为1.6cm×1.5cm，胰头勾突水平胆总管外可见结节，大小为0.8cm，肠系膜静脉后方可见结节，大小为1.0cm，伴胆系低位梗阻；肝内多发动脉期可见强化结节（7枚病灶），大的为2.1cm×1.8cm；胆囊结石。

患者2019年12月18日胃镜检查（图4-7）提示壶腹部隆起，局部凹陷糜烂，取病理活检。壶腹部病理（图4-8）提示神经内分泌肿瘤（G2），AE1/AE3（+），CK（+），CK19（+），Syn（部分+），CgA（-），SSTR2（90%+），Ki-67（3%+），P53（野生型+）。肝穿刺活检病理（图4-9）提示符合神经内分泌瘤（G2），Syn（+），SSTR2（90%+），Ki-67（约5%+），Hepatocyte

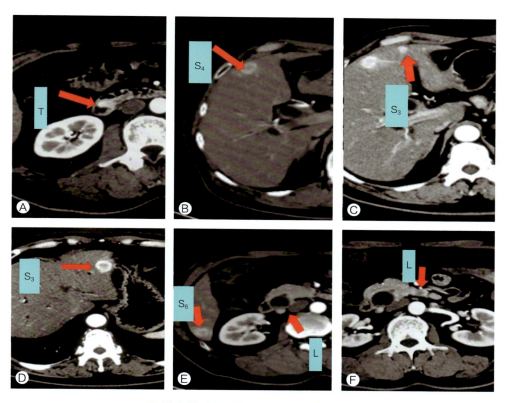

▲ 图 4-5　肝胆 CT（2019 年 12 月 16 日）

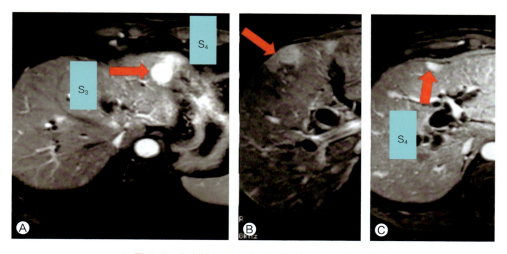

▲ 图 4-6　上腹部 MRI+MRCP（2019 年 12 月 17 日）

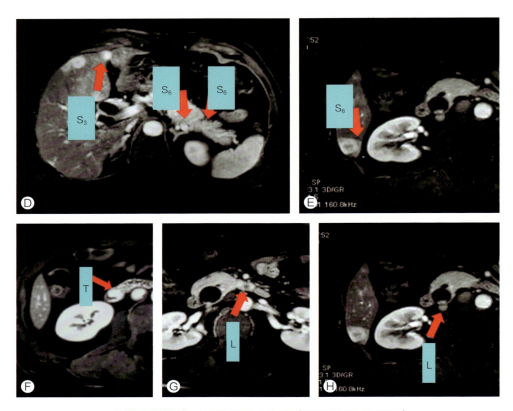

▲ 图 4-6（续） 上腹部 MRI+MRCP（2019 年 12 月 17 日）

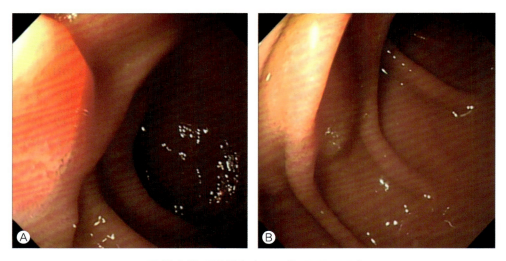

▲ 图 4-7 胃镜检查（2019 年 12 月 18 日）

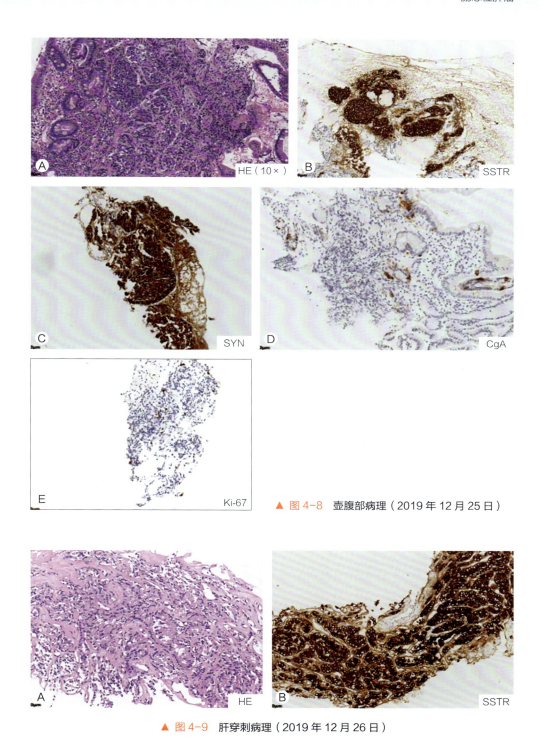

▲ 图 4-8　壶腹部病理（2019 年 12 月 25 日）

▲ 图 4-9　肝穿刺病理（2019 年 12 月 26 日）

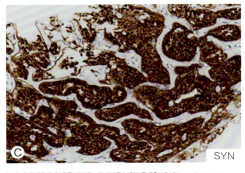

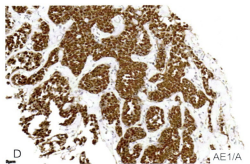

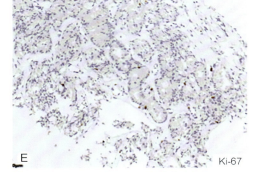

▲ 图 4-9（续） 肝穿刺病理（2019 年 12 月 26 日）

（-），AFP（-），CD34（-），GPC-3（-），CK19（+），AE1/AE3（+），CK（+），CK20（-），CD10（-）。

患者于 2019 年 12 月 27 日行 PET/CT 检查（图 4-10），提示十二指肠降部及水平部多发结节，Octreotide 分布明显增高，符合神经内分泌肿瘤征象；肝内多发 MT 征象（8 枚肝转移）；Octreotide 摄取增高，肝 SUV_{max}=82.47，壶腹 SUV_{max}=59.12。

经以上检查检验，患者被诊断为无功能性十二指肠壶腹部神经内分泌瘤（G2 级），腹腔淋巴结转移，肝多发转移，$T_2N_1M_1$ IV 期。

十二指肠神经内分泌肿瘤的治疗流程见图 4-11。

经 MDT 讨论，给予患者下列治疗：① 2019 年 12 月 17 日行超声引导下 PTCD 置管引流；②奥曲肽微球（善龙）30mg，每 4 周 1 次；③ Whipple 手术+腹腔淋巴结清扫+同期肝转移切除+RFA+胆囊切除术。2020 年 4 月 3 日第一次评效（图 4-12 至图 4-15）。

经治疗后患者手术时机成熟，但由于新冠肺炎疫情原因被迫延期。继续奥曲肽微球（善龙）30mg，每 4 周

1 次。2020 年 6 月 29 日胃镜提示十二指肠乳头隆起，表面光滑；超声内镜扫查提示肿物位于胆总管末端，大小约 1.6cm×1.4cm，回声不均匀，边界尚清，胆总管增宽，最宽 1.6cm，主胰管约 0.4cm，肝内胆管可见引流管（图 4-16 至图 4-18）。

患者于 2020 年 9 月 15 日在普外科全身麻醉下行"腹腔镜探查、粘连松解、肝转移灶切除、胰十二指肠切除术"。术后病理提示：①（胰十二指肠）Whipple 手术切除标本符合高增殖活性的神经内分泌肿瘤（NET，G3），核分裂象（2~3）/10HPF，Ki-67（30%+）；肿瘤大小为 1cm×1cm×0.7cm，未累及胆总管壁，未见明确神经侵犯及脉管内瘤栓；胰腺前表面、后表面、钩突切缘、SMV 沟切缘、胃断端及小肠

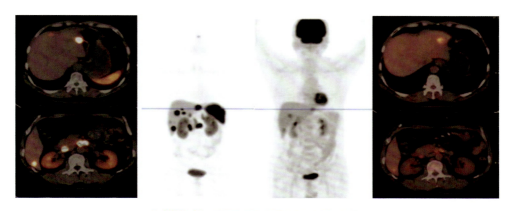

▲ 图 4-10　PET/CT 检查（2019 年 12 月）

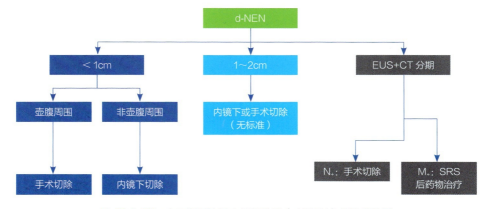

▲ 图 4-11　十二指肠神经内分泌肿瘤（d-NEN）的治疗流程

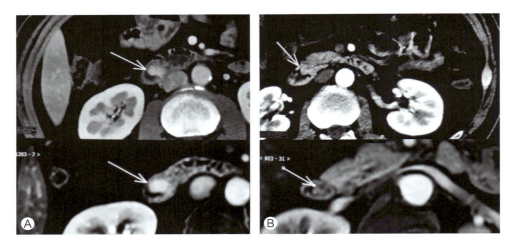

▲ 图 4-12　原发灶疗评效 PR

A. 基线状态（2019 年 12 月）的图像；B. 2020 年 4 月 3 日图像

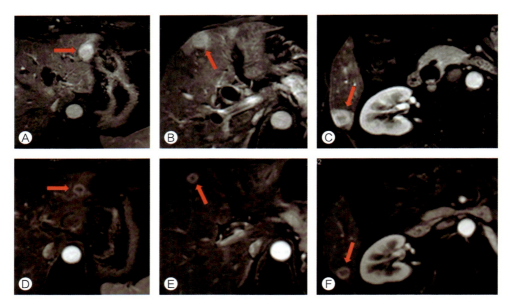

▲ 图 4-13　肝转移灶疗评效 PR

A～C. 基线状态（2019 年 12 月）的图像；D～F. 2020 年 4 月 3 日图像

断端均未见肿瘤；胰腺断端及胆管断端均未见肿瘤。十二指肠周围淋巴结可见肿瘤转移（1/1）；胰腺周围淋巴结未见肿瘤转移（0/2），胃大弯侧淋巴结未见肿瘤转移（0/1）；慢性结石性胆囊炎。②（肝 S_3 段）神经内分泌肿瘤，

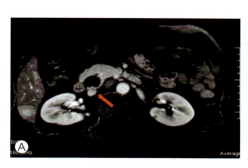
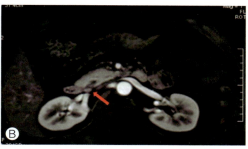

▲ 图 4-14　淋巴结评效 PR
A. 基线状态（2019 年 12 月）的图像；B. 2020 年 4 月 3 日图像

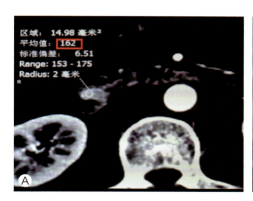
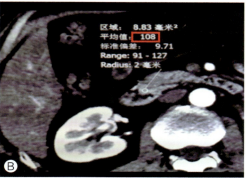

▲ 图 4-15　原发灶 CT 值评效 PR
A. 基线状态（2019 年 12 月）的图像；B. 2020 年 4 月 3 日图像

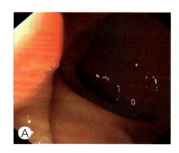
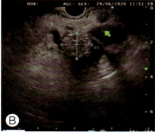
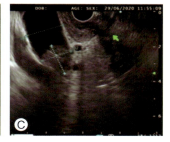

▲ 图 4-16　胃镜（2020 年 6 月 29 日）

核分裂象（2～3）/10HPF，Ki-67（3%+），符合神经内分泌瘤（G2），紧邻被膜，切缘未见肿瘤累及。③（肝 S₄ 段）神经内分泌肿瘤，核分裂象（2～3）/10HPF，Ki-67（3％+），符合神经内分泌瘤（G2），紧邻被膜，切缘未见肿瘤累

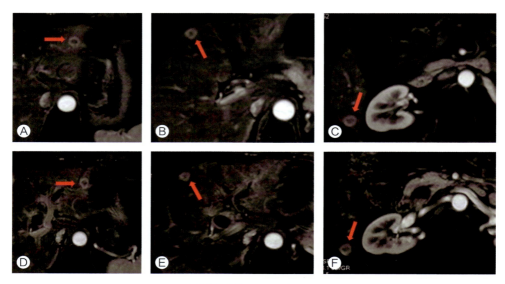

▲ 图 4-17　肝转移评效 SD
A～C. 基线状态（2020 年 4 月 3 日）的图像；D ～ F. 2020 年 6 月 30 日图像

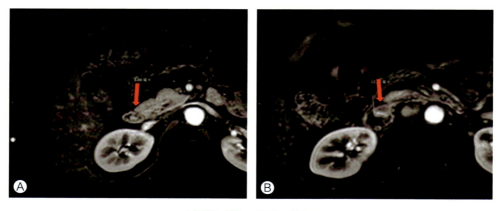

▲ 图 4-18　原发灶评效 SD
A. 基线状态（2020 年 4 月 3 日）的图像；B. 2020 年 6 月 30 日图像

及。④（肝 S_6 段）神经内分泌肿瘤，核分裂象（2～3）/10HPF, Ki-67（3%+），符合神经内分泌瘤（G2），切缘未见肿瘤累及。⑤（第 8 组淋巴结）淋巴结未见肿瘤转移（0/1）。免疫组化结果提示：CK（+），CgA（－），Syn（+），CD56（+），Ki-67（30%+），CK7（部分+），CK20（－），SSTR2（+），SSTR5（+）。

术后辅助治疗使用奥曲肽微球（善龙）20mg，每 4 周 1 次。长期随访，3～6

个月随访 1 次，病情稳定。

【总结】

根据发病部位，十二指肠分化好的神经内分泌瘤分为壶腹部和壶腹外。因壶腹部位置特殊，无论肿瘤大小，一律外科手术治疗。壶腹外肿瘤 < 1cm，侵犯深度为 T_1，可选择内镜下切除。肿瘤 > 1cm 行全面影像学评估，特别是生长抑素 PET/CT 检查，能发现常规影像学发现不了的病灶，以选择确定治疗方案。

对于晚期分化好的 G1/G2 神经内分泌瘤，如果肿瘤负荷大，手术能达到 70%～90% 减瘤的话，建议行减瘤手术，术后继续予以药物治疗，有利于患者生存。

本病例根据指南做了影像学无瘤手术，术后病理原发灶升级为 G3，按照指南应予以化疗，但考虑该肿瘤属于生物学行为良好的 G3，Ki-67 增值指数较低，给予 SSA 辅助治疗。本病例严格遵照指南规范诊治。

（张素珍　原　琦　冯惠枝　杨牡丹）

三、dMMR 小肠癌免疫治疗病例

【病例概述】

患者，男，27 岁。身高为 176cm，体重为 60kg，体表面积为 1.74m^2，ECOG 评分为 1 分。因"左上腹胀痛 2 个月余"，于 2019 年 12 月 11 日就诊。患者因间断左上腹部胀痛，进食后症状加重，2019 年 12 月 9 日行腹部 CT 检查，结果提示左上腹恶性肿瘤（淋巴瘤？）并周围淋巴结肿大，考虑胃肠道来源可能。患者否认肿瘤家族史。

【诊疗经过】

1. 诊断经过

患者 2019 年 12 月 11 日肿瘤标志物（CEA、CA19-9、AFP、CA242）检查阴性。2019 年 12 月 16 日腹部超声提示左上腹部低回声实性占位，大小为 12cm×10.28cm，与小肠相连，小肠淋巴瘤不除外；上述占位后方淋巴结肿大，大小为 2.24cm×1.59cm。2019 年 12 月 17 日上、中消化道造影提示空肠起始段肠管壁扩张，可见充缺及龛影，肠黏膜中段破坏，对比剂通过尚可。2019 年 12 月 28 日腹部平片提示不全肠梗阻。2019 年 12 月 15 日腹部增强 CT 提示左侧腹腔小肠明显增厚，团块样截面大小为 9.6cm×9.6cm；左侧腰大肌旁有 1 枚肿大淋巴结，大小为 1.8cm×1.2cm。

患者行小肠占位穿刺活检，病理检查提示低分化癌伴地图样坏死，形态学结合免疫组化及特染，符合小肠低分化腺癌（图 4-19），微卫星不稳定，建议做 BRAF 检测或 NGS 检测并结合家族史除外林奇综合征。免疫组化示 CGA（-），MLH1（-），PMS2（-），MSH2（+），MSH6（+）。特殊染色示 AB-PAS（AB-；PAS 散在 +），D-PAS（散在 +）。

原单位免疫组化结果示 CK（AE1/AE3）（+），CK20（散在少数 +），CK7（-），CK8/18（灶性 +），CDX-2（+），SATB2（+），CD56（-），Syn（-），Ki-67（MIB-1）（90%+），TTF-1（-），NapsinA（-），PSA（-），GATA3（-），Calretinin（-），CD117（-），DOG-1（-），

LCA（-），P40（-），P63（-）。

经上述检查，患者诊断为小肠低分化腺癌，$cT_4N_+M_0$，dMMR，腹腔淋巴结转移，ECOG 评分为 1 分。

2. 治疗经过

2021 版 NCCN 指南对局部进展期/晚期小肠癌的治疗策略见图 4-20。

本例患者的治疗依据 2021 版 NCCN 小肠癌指南（图 4-20）。自 2020 年 1 月 14 日开始 XELOX 联合卡瑞利珠单抗治疗 4 周期。具体用药为：奥沙利铂（200mg，静脉滴注，第 1 天应用）+ 卡培他滨（3.5g，口服，第 1~14 天应用）+ 卡瑞利珠单抗（200mg，第 1 天

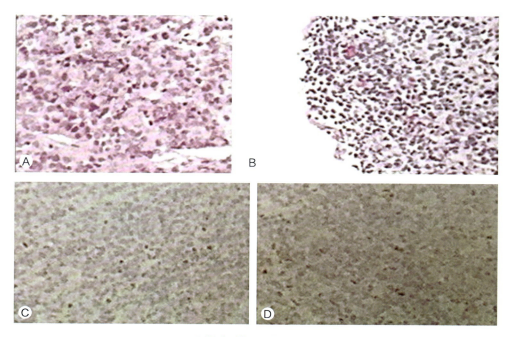

▲ 图 4-19　小肠病理检查

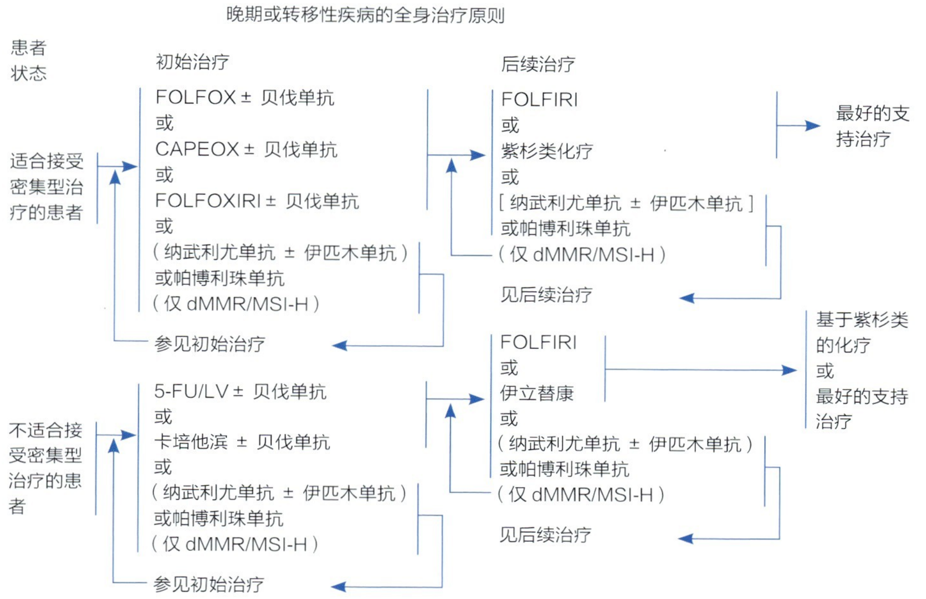

晚期或转移性疾病的全身治疗原则

▲ 图 4-20　晚期或转移性疾病的全身治疗原则

应用），每 3 周重复 1 次。用药时间分别为 2020 年 1 月 14 日、2020 年 2 月 20 日、2020 年 3 月 16 日、2020 年 4 月 10 日。经过 1 周期治疗，患者腹部胀痛症状明显改善。3 周期后疗效评价为 PR。CT 检查见图 4-21。

患者于 2020 年 5 月 12 日在全身麻醉下行"空肠起始部肿物切除、结肠脾区切除术"，术中探查，示腹腔内腹水阴性，肠系膜、网膜未见转移结节，肿瘤位于距屈氏韧带 7cm 处，肿物大小为 7cm×6cm×5cm，结肠脾区与肿物少许粘连，未见明显肿大淋巴结，余（-）。

术后病理提示：①空肠起始部浆膜层可见大量黏液腺癌，另见片状异型细胞，AE1/AE3（+），Ki-67（约 80%+），SMA（-），符合低分化腺癌，肿物大小为 7cm×6cm×5cm，未见明确神经和脉管累犯，黏膜下层及肌层少许癌组织浸润淋巴细胞，周围伴纤维化改变，根据新辅助化疗后评估系统，属于 2 级。②肠系膜淋巴结 9 枚未见癌。③送检脾曲的黏膜呈慢性炎改变，未见癌。免疫组化结果示 MLH1（-），PMS2（-），MSH2（+），MSH6（+），P53（野生型 +），Her-2（0）。BRAF 检测示 BRAF 基因突变（V600E）检测

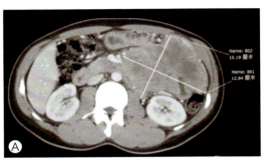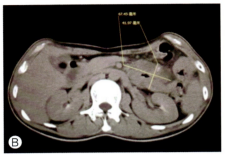

▲ 图4-21　CT 检查

A. 基线（2019年12月30日）的图像；B. 3周期治疗后（2020年4月11日）的图像

未检出突变。

术后 CT 复查未见异常。患者系 dMMR，故给予"卡瑞利珠单抗"治疗 7 周期（治疗时间为 2020 年 7 月 3 日至 2021 年 1 月 6 日）。2021 年 5 月 19 日复查未见复发转移。继续随访中。

【总结】

1. 治疗回顾

2020 年 1 月术后病理示 dMMR 小肠癌腹腔淋巴结转移，2020 年 1 月 14 日至 2020 年 4 月 10 日予以患者 XELOX+ 卡瑞利珠单抗治疗 4 周期；2020 年 5 月 12 日行剖腹探查 + 空肠肿物切除术；2020 年 5 月 24 日术后病理分期为 $ypT_3N_0M_0$；2020 年 7 月 3 日至 2021 年 1 月 6 日予以患者卡瑞利珠单抗治疗 7 周期。

2. 结论

对于这样一名年轻的初始不切除的 dMMR 肠癌患者，经过免疫联合化疗转化治疗后，可以为患者带来长期生存获益。在转化治疗中，免疫治疗的具体应用，如何与其他治疗手段联合，治疗强度和时机的把控，人群的筛选，术后患者的治疗选择，疗效的判断等一系列问题都将是未来我们需要探讨的。

2021 版 CSCO 指南指出，对于 dMMR 潜在可切除患者，Keynote 等研究数据表明，为了追求肿瘤最大限度地退缩，转化治疗可考虑给予免疫检查点抑制药。

（高　峻　李静怡　杨牡丹）

四、多源癌疑难病例

【病例概述】

患者，男性，77 岁，无烟酒嗜好。无肿瘤家族史。身高为 172cm，体重为 52kg，ECOG 评分为 1 分。2008 年

6月患者无明显诱因下出现上腹部憋胀不适，不伴腹痛、腹胀、恶心、呕吐、声音嘶哑、黑粪等症状。

【诊疗经过】

1. 诊断经过

患者 2009 年 2 月 27 日胃镜示齿状线可见一个溃疡，大小约 0.5cm×0.5cm，被白苔，还可见一个 0.3cm×0.3cm 广基似息肉样隆起，病理示部分腺上皮轻度非典型增生。患者 2009 年 4 月 29 日于院内行全身麻醉下手术切除。术中见胸膜无粘连，胸水阴性，肿物位于贲门，侵及肌层，大小约 3cm×1cm×0.5cm，腹腔无粘连，肝脏未触及结节。术后病理示贲门黏膜内多灶性重度异型增生伴癌变，上、下切缘未见癌，淋巴结未见癌转移（0/9）。

2009 年 8 月患者无明显诱因下出现吞咽不顺，于我院行"吻合口扩张术"，并给予口服去氧氟脲苷化疗及提高免疫力治疗。2020 年 4 月患者无明显诱因下出现乏力、消瘦，无恶心、呕吐、头晕，多次检查未见肿瘤进展征象。

2020 年 9 月患者体检发现左颈淋巴结肿大，不伴活动时胸憋、气紧，无痰中带血，无发热盗汗，就诊我院，颈部彩超示左颈Ⅲ、Ⅳ、Ⅴ区多发淋巴结肿大，部分大小约 1.12cm×

0.606cm。行左颈淋巴结穿刺活检术，术后病理示左颈淋巴结增生纤维脂肪组织中散在异型腺体，伴坏死，符合转移性腺癌结合病史，考虑来源于胃的可能性大。免疫组化结果示 MLHI（+），PMS2（+），MSH2（+），MSH6（+），Her-2（+）。胸部 CT 提示贲门癌术后改变，与 2018 年 6 月 12 日 CT 对比，新发腹膜后多发淋巴结肿大，较大者约 2.3cm×1.5cm；左肾实性占位，建议 MR 检查；右侧胸腔少量积液。肾脏 MR 示左肾上极结节，粒细胞腺瘤待排；肝 S_7 段囊肿；双肾囊肿；腹膜后多发增大淋巴结，考虑转移。患者被初步诊断为贲门癌术后，左颈、腹膜后多发淋巴结转移？

2. 一线治疗

患者于 2020 年 9 月 25 日、2020 年 10 月 22 日在院外被予以"mFOLFOX6+ 卡瑞利珠单抗"治疗 2 周期。2020 年 11 月 16 日颈部彩超示左侧颈部Ⅲ～Ⅴ区及左侧锁骨上区多发淋巴结肿大，较大者达 1.7cm×0.9cm。双侧腹股沟区多发淋巴结肿大一性质待查。腹盆腔 CT 示：①胃术后改变，吻合口壁厚，建议结合胃镜检查；肝胃韧带、腹膜后多发转移淋巴结，大者短径约 1.7cm。②左肾上极结节，考虑肾癌。③肝内外胆管及胰管扩张，考虑受压所致可能。④腹壁、肠系膜水肿，盆腔积液。胃镜（2020年11月18日）示反流性食管炎，吻合口隆起，贲门术后。左肾肿物穿刺病检结合免疫组化结果，符合透明细胞性肾细胞癌。疗效评价为PD。

3. 二线治疗

患者在2020年11月30日就诊，考虑其为贲门癌合并肾癌，且失去再次手术机会。晚期肾癌的一线治疗以靶向治疗为主，二线治疗目前尚未确定标准治疗，但靶向治疗合并免疫治疗或靶向药物联合应用是未来的方向。此外，患者有血栓病史，口服抗凝血药物，所以阿帕替尼应采用低剂量。因此，更换方案为"阿帕替尼+卡瑞利珠单抗"（阿帕替尼250mg，每天1次，卡瑞利珠单抗每次200mg，每3周重复1次），治疗5周期。患者末次治疗时间为2021年3月3日，疗效评价为PD。

2021年3月患者感间断乏力，大便次数多，有时每天10余次。结肠镜（2021年4月1日）示横结肠近肝曲可见不规则肿物生长，致管腔变形，镜身尚可通过，病变表面溃烂，质脆，触之易出血。镜下诊断为结肠癌。横结肠活检病理提示腺癌Ⅱ级。基因检测提示KRAS基因未检出突变，NRAS基因未检出突变，BRAF基因未检出突变。患者诊断为：①右半结肠癌，腺癌Ⅱ级，左颈、腹膜后淋巴结转移，ECOG评分为2分；②左肾透明细胞癌；③贲门癌术后，$pT_2N_0M_0$。

考虑患者高龄，ECOG评分为2分，多次化疗后，2021年4月2日开始应用"卡培他滨+贝伐珠单抗"方案全身化疗4周期，具体用药为贝伐珠单抗300mg×4，卡培他滨35g×4。末次化疗时间为2021年6月15日。疗效评价为缩小SD（图4-22）。

【总结】

1. 治疗回顾

患者于2009年4月29日行胃癌手术，2020年9月行奥沙利铂（150mg×2）+氟尿嘧啶（2.5g×2）+卡瑞利珠单抗免疫治疗。2020年11月30日开始阿帕替尼+卡瑞利珠单抗治疗5周期，2021年4月1日结肠镜提示结肠癌，于2021年4月2日开始卡培他滨+贝伐珠单抗治疗4周期，疗效评价为SD，2021年7月因外伤停药。

2. 结论

本例患者系胃癌根治术后12年者，当时是早期胃癌，按照疾病发展过程，已治愈。12年后发现颈部淋巴结转移性腺癌，要高度警惕第二原发癌的可能，不能局限于一元论的诊断思维。此外，患者系多源发癌，应行

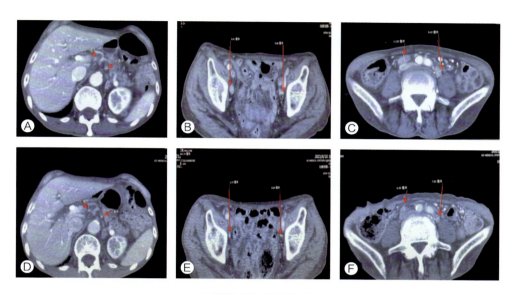

▲ 图 4-22 腹盆腔 CT

A 至 C. 2021 年 3 月 30 日腹盆腔 CT；D 至 F. 2021 年 6 月 10 日腹盆腔 CT

基因检测有无遗传性肿瘤可能

（杨牡丹 卢宏霞 刘 娟）

五、结肠癌全程管理病例

【病例概述】

患者，男性，62 岁。既往体健，无家族遗传病史。2016 年 11 月出现便血。心肺腹查体未见异常。ECOG 评分为 1 分。2016 年 11 月 18 日肠镜见乙状结肠环腔不规则隆起占位，表面溃疡、覆污秽苔；提示乙状结肠占位，性质待查（图 4-23）。病理检查提示（乙状结肠）高分化腺癌（图 4-24）。血常规、肝肾功能、肿瘤标志物均正常。

胃镜示反流性食管炎，慢性非萎缩性胃炎。胸腹盆腔增强 CT 未见明显异常。

【诊疗经过】

1. 诊断经过

患者于 2016 年 12 月在院内行腹腔镜乙状结肠癌根治术。术后病理提示乙状结肠 - 直肠中分化腺癌，部分呈微乳头状癌，浸透肠壁肌层达周围纤维脂肪组织，累及浆膜，可见癌结节，脉管可见癌栓，淋巴结可见转移癌（肠周淋巴结 4/16）。免疫组化示 MLH-1（+），MSH-2（+），MSH-6（+），PMS-2（+），CK20（+）。基因检测提示未测到 B-raf v600E 突变，未行 RAS 基因检测。肿瘤分期为 pT$_3$N$_{2a}$M$_0$ ⅢB 期

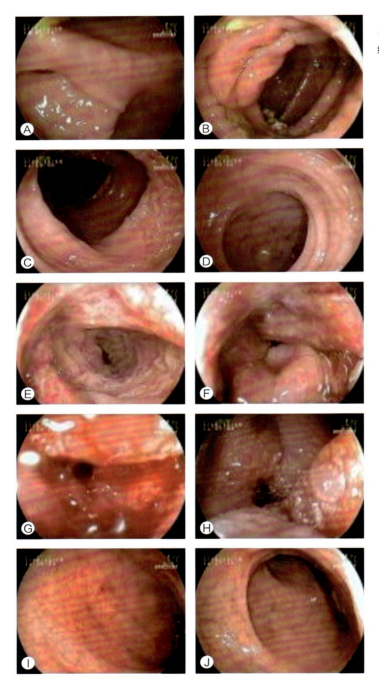

◀ 图 4-23 肠镜镜检结果

2. 治疗经过

2016 年 12 月 29 日至 2017 年 5 月 26 日给予患者 XELOX 方案化疗 8 周期（图 4-25 和图 4-26）。根据体表

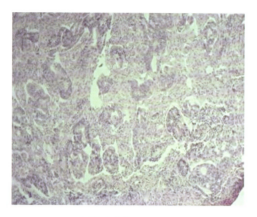

▲ 图 4-24　病理检查

面积（S=1.77m²）计算剂量，具体剂量为：奥沙利铂（130mg/m²）200mg，第 1 天应用；卡培他滨（1000mg/m²）1.5g，每天 2 次，第 1～14 天应用；每 21 天重复 1 次。治疗后患者定期复查。患者上腹部 MRI 和腹部 CT 提示肝转移（图 4-26）。

2018 年 10 月 3 日给予患者 FOLFIRI 方案第 1 周期化疗（依据见图 4-27）。具体用药为伊立替康（300mg 第 1 天应用）+ 亚叶酸钙（700mg，第 1 天应用）+5-FU（700mg，静脉滴注，第 1 天应用，4200mg 持续泵入 46h），每 14 天为 1 周期。

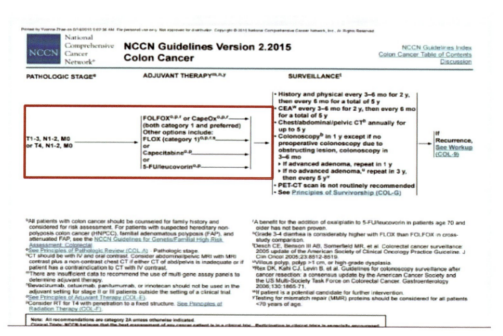

▲ 图 4-25　2015 版 NCCN 结肠癌诊疗指南（红框内为结肠癌术后辅助治疗药物治疗选择）

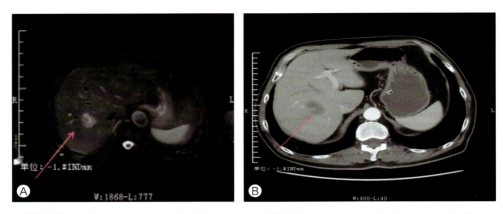

▲ 图 4-26 A. 2018 年 9 月 10 日上腹部 MRI（红箭示转移灶）；B. 2018 年 9 月 14 日腹部 CT（红箭示转移灶 2.9cm）

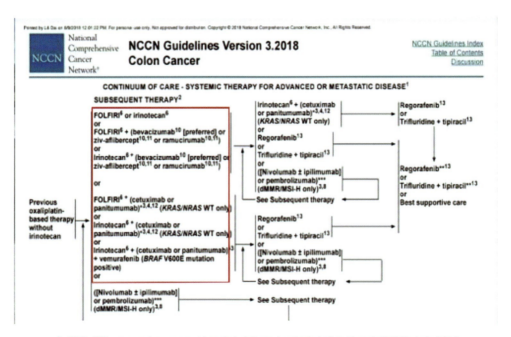

▲ 图 4-27 2018 版 NCCN 结肠癌诊疗指南（红框内为晚期结肠癌的药物治疗选择）

患者在第 1 周期化疗后出现不全肠梗阻，于 2018 年 11 月在全身麻醉下行超声引导肝脏肿瘤射频消融 + 腹腔镜下胆囊切除 + 剖腹探查 + 回肠部分切除。术后病理提示中 - 低分化腺癌浸润，侵犯神经；上、下切缘未见癌；肠周淋巴结转移（3/10）。免疫组化示 MLH-1（50%+），MSH-2（80%+），MSH-6（75%+），PMS-2（70%+），考虑结肠癌复发转移并累及小肠。

术后继续给予 FOLFIRI 方案 5 周期，剂量同前，末次化疗时间为 2019 年 3 月 15 日。3 周期疗效评价为 SD（图 4-28），6 周期疗效评价为 PD（增大 24%）。

建议患者行 RAS 基因检测，但家属拒绝行基因检测。根据 2019 版 NCCN 结肠癌诊疗指南（图 4-29）拟更换化疗药物，进行化疗 ± 贝伐珠单抗治疗。因经济原因，家属不考虑联合贝伐珠单抗。

2019 年 4 月 3 日至 2019 年 6 月 3 日患者行 FOLFOX 方案全身化疗 6 周期。剂量按体表面积（S=1.76m²）计算，具体剂量为：奥沙利铂（100mg/m²）170mg

第 1 天应用；亚叶酸钙（200mg/m²）300mg 第 1 天应用；5-FU（400mg/m²）700mg，第 1 天应用，（2400mg/m²）4200mg 持续泵入 46h；每 14 天为 1 周期。3 周期疗效评价为 SD；6 周期疗效评价为增大的 SD（增大 11%）（图 4-30）。化疗期间患者反复出现 Ⅳ 度骨髓抑制，输注奥沙利铂期间多次出现皮疹，苯海拉明治疗后改善。

拟对患者后续进行全身治疗（原方案化疗？联合靶向治疗？）和局部治疗（介入治疗？粒子植入？外放疗？）。但患者拒绝局部介入治疗，于 2019 年 7 月 26 日给予贝伐珠单抗 + 卡培他滨治疗 9 周期，具体剂量为贝伐珠单抗（7.5mg/kg）（400mg，第 1 天应用）+ 卡培他（1500mg，口服，每天 2 次，第 1~14 天应用）每 3 周为 1 周期，3 周期、6 周期疗效评价为 SD。

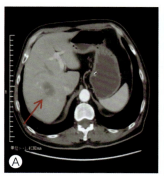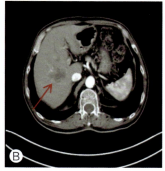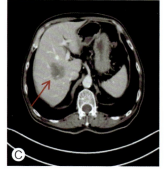

▲ 图 4-28　转移灶大小对比（红箭示肝转移）

A. 2.9cm（2018 年 10 月）；B. 4.0cm（2019 年 1 月）；C. 3.6cm（2019 年 4 月）

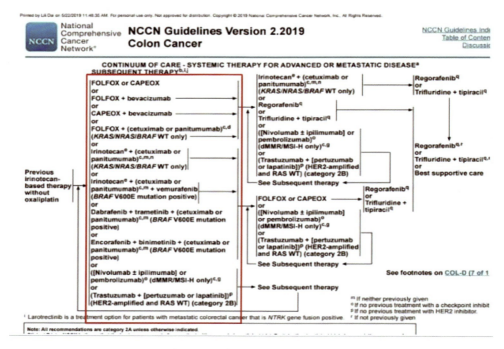

▲ 图 4-29　2019 版 NCCN 结肠癌诊疗指南晚期结肠癌的药物治疗选择

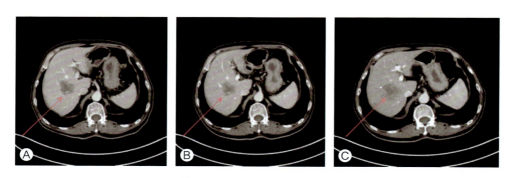

▲ 图 4-30　化疗前后转移灶大小对比

A. 化疗前 3.6cm；B. 3 周期 3.6cm；C. 6 周期 4.0cm

患者 2020 年 3 月复查肝至盆腔 CT，提示乙状结肠呈术后改变；肝内转移性结节、肿块影，较前增大（图 4-31）；左肺上叶结节，较前增大，考虑转移（图 4-32）。疾病进展。

患者于 2020 年 3 月 10 日行肝脏粒子植入治疗，同时行肝脏穿刺，病理结果提示大片纤维化、坏死（图

4-33）。考虑肝脏增大转移灶为坏死灶，原方案治疗有效，2020 年 3 月 17 日继续贝伐珠单抗 + 卡培他滨治疗 2 周期。

患者于 2020 年 5 月 6 日复查 CT（图 4-34 和图 4-35），提示乙状结肠呈术后改变；肝内转移灶粒子术后改变，较前范围略缩小；肝尾叶病灶范围较前略增大；腹腔多发转移结节，病灶较前增大；左肺上叶结节，较前变化不大；右肺中叶陈旧性病变。患者病情进展。

根据 2019 版 CSCO 结肠癌诊疗指南（表 4-1），于 2020 年 5 月 8 日至 2020 年 7 月 6 日给予患者贝伐珠单抗 + 雷替曲塞方案治疗 4 周期。具体用药

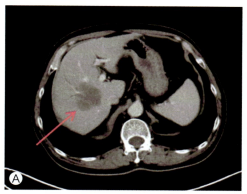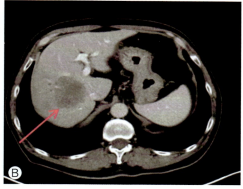

▲ 图 4-31 腹部 CT（肝脏病灶较前增大）
A. 5.0cm；B. 5.8cm

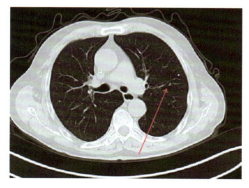

▲ 图 4-32 2020 年 3 月 6 日胸部 CT（红箭示转移灶）

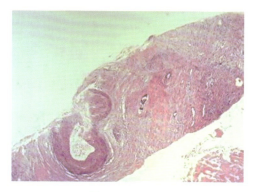

▲ 图 4-33 镜检结果
肝穿刺碎组织示大片间质纤维化、坏死，其中可见少许腺癌细胞残留，符合治疗后反应

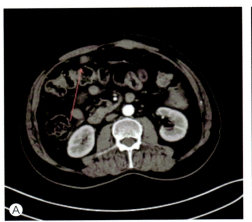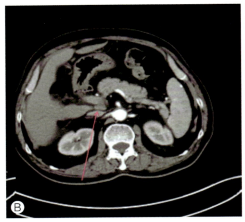

▲ 图 4-34　腹部 CT 比较（红箭示转移灶）
A. 2020 年 3 月 6 日腹部 CT；B. 2020 年 5 月 6 日腹部 CT

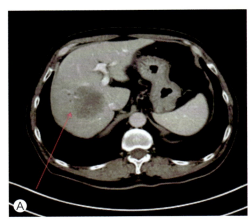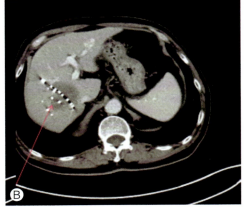

▲ 图 4-35　腹部 CT 比较（红箭示转移灶）
A. 2020 年 3 月 6 日腹部 CT；B. 2020 年 5 月 6 日腹部 CT

为贝伐珠单抗 400mg，第 1 天应用；雷替曲塞（3mg/m²）5mg，第 1 天应用；每 21 天为 1 周期。2 周期疗效评价为 SD，4 周期疗效评价为 PD。

　　2020 年 7 月 28 日患者胸腹盆腔 CT 提示乙状结肠呈术后改变；肝内转移灶粒子术后改变，内液化坏死，范围较前变化不大；肝尾状叶病灶较前增大；腹腔、腹膜多发转移结节，较前增多、部分结节较前增大（图 4-36 和图 4-37）；左肺上叶结节，较前变化不大。病情进展。

表 4-1　2019 版 CSCO 结肠癌诊疗指南（晚期结肠癌的药物治疗选择）

分　层	Ⅰ级专家推荐	Ⅱ级专家推荐	Ⅲ级专家推荐
已接受过奥沙利铂和伊立替康治疗（*RAS*和 *BRAF* 均野生型）	• 西妥昔单抗 ± 伊立替康（之前未行西妥昔单抗治疗）(1A 类证据) • 瑞戈非尼(1A 类证据) • 呋喹替尼(1A 类证据)	• 临床研究 • 免疫检查点抑制药（PD-1 单抗）(MSI-H 或 dMMR)（2A 类证据）	• 雷替曲塞（既往未接受此治疗）（3 类证据） • 最佳支持治疗 • 其他局部治疗(3 类证据)
• 已接受过奥沙利铂和伊立替康治疗（*RAS* 或 *BRAF* 突变型） • 接受过奥沙利铂和伊立替康治疗（*R* 突变型）	• 瑞戈非尼(1A 类证据) • 呋喹替尼(1A 类证据)	• 临床研究 • 免疫检查点抑制药（PD-1 单抗）(MSI-H 或 dMMR)（2A 类证据）	• 雷替曲塞（既往未接受此治疗）（3 类证据） • 最佳支持治疗 • 其他局部治疗(3 类证据) • 伊立替康 + 西妥昔单抗 + 维莫非尼（*RAS* 野生型，*BRAF* V600E 突变)（2B 类证据）

根据 2020 版 CSCO 结肠癌诊疗指南（表 4-2），2020 年 7 月 28 日开始给予患者口服呋喹替尼至今，同时给予局部粒子植入治疗。后续患者因疾病进展，无法耐受抗肿瘤治疗放弃治疗。

【总结】

患者通过规范治疗，获得较长生存期。然而，患者依从性差，始终未完成基因检测。肝寡转移灶可行手术切除，但该患者未行手术治疗。

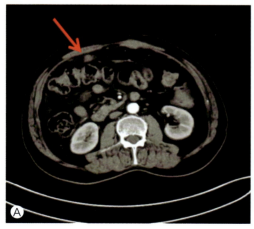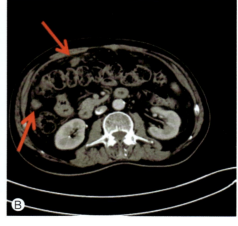

▲ 图 4-36　腹部 CT 比较（红箭示转移灶）

A. 1.0cm（2020 年 5 月 6 日）；B. 1.4cm（2020 年 7 月 27 日）

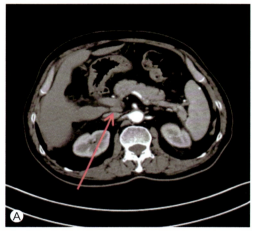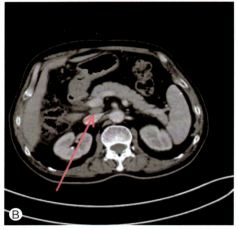

▲ 图 4-37　腹部 CT 比较（红箭示转移灶）

A. 2020 年 5 月 6 日腹部 CT；B. 2020 年 7 月 27 日腹部 CT

表 4-2　2020 版 CSCO 结肠癌诊疗指南

分　层	Ⅰ级专家推荐	Ⅱ级专家推荐	Ⅲ级专家推荐
已接受过奥沙利铂和伊立替康治疗（*RAS* 和 *BRAF* 均野生型）	• 西妥昔单抗 ± 伊立替康（之前未行西妥昔单抗治疗）（1A 类证据） • 瑞戈非尼（1A 类证据） • 呋喹替尼（1A 类证据） • 曲氟尿苷替匹嘧啶（1A 类证据）	• 临床研究 • 免疫检查点抑制药（PD-1 单抗）（MSI-H 或 dMMR）（2A 类证据）	• 抗 Her-2 治疗（Her-2 扩增）（2B 类证据） • 雷替曲塞（既往未接受此治疗）（3 类证据）
已接受过奥沙利铂和伊立替康治疗（*RAS* 或 *BRAF* 突变型）	• 瑞戈非尼（1A 类证据） • 呋喹替尼（1A 类证据） • 曲氟尿苷替匹嘧啶（1A 类证据）	• 临床研究 • 免疫检查点抑制药（PD-1 单抗）（MSI-H 或 dMMR）（2A 类证据）	• 雷替曲塞（既往未接受此治疗）（3 类证据） • 最佳支持治疗 • 其他局部治疗（3 类证据） • 伊立替康+西妥昔单抗+维莫非尼（*RAS* 野生型，*BRAF V600E* 突变）（2B 类证据）

（史敏敏）

六、直肠癌同时性肝、肺转移病例

【病例概述】

患者，男性，63 岁。身高为 172cm，体重为 68kg，肿瘤分期为 $cT_xN_xM_1$ Ⅳ期，ECOG 评分为 0 分。患者 2019 年 6 月 3 日因"排便次数增加 12 个月"就诊，行 CT 检查（图 4-38），提示直肠壁不均匀增厚，考虑直肠癌，肝 S_{4b} 段外缘异常信号结节，考虑转移，肺多发转移。明确诊断为直肠癌肝转移肺转移。既往体健，否认家族遗传病病史。

【诊疗经过】

1. 第一阶段诊疗经过

（1）化疗：分别于 2019 年 6 月 19 日、7 月 3 日、7 月 23 日、8 月 8 日、8 月 26 日给予患者"FOLFIRI"方案化疗 5 周期（伊立替康 180mg/m^2，静脉滴注，第 1 天应用；LV 400mg/m^2，静脉滴注，

第 1 天应用；5-FU 400mg/m^2，静脉滴注，第 1 天应用，1200mg/（m^2·d）×2，持续静脉输注 48h，每 2 周重复 1 次），化疗过程顺利，轻微恶心，无呕吐。疗效评价为 SD。

（2）手术治疗：2019 年 9 月 24 日患者入住结直肠肛门外科，于 2019 年 10 月 16 日在全身麻醉下行腹腔镜直肠癌根治术（Miles）+ 肝转移灶切除术。2019 年 10 月 18 日因造口坏死在全身麻醉下行"剖腹探查术 + 乙状结肠坏死段切除术 + 部分小肠切除术 + 横结肠造口术"，术后予抗生素、补液、营养、免疫支持治疗。

直肠癌新辅助化疗后病理检查提示直肠腺癌，Ⅱ～Ⅲ级，溃疡型，肿物大小为 4cm×3cm×1.5cm，浸润肠壁达浆膜下，脉管内可见癌栓，未见明确神经累犯，符合化疗后改变，根据"肿瘤病理规范化诊断"肿瘤退缩分级属于 3 级（反应不良），上、下切

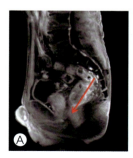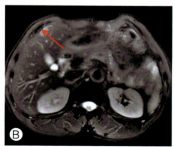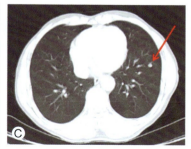

▲ 图 4-38　治疗前肠、肝 CT 检查

缘及环周切缘未见癌。右肝脏结节结合病史及免疫组化结果，免疫组化表现为 AE1/AE3（＋），Hepatocyte（－），AFP（－），CK19（局灶＋），CK7（－），CK20（＋），SATB2（＋），符合转移性腺癌。淋巴结转移性癌及癌结节示肠系膜 7/22、肠系膜下动脉根部 0/2，免疫组化结果示 MLH1（＋），PMS2（＋），MSH2（＋），MSH2（＋），Ki-67（约 90＋），P53（突变型 ＋），Syn（－），CgA（－），CD56（－），AE1/AE3（＋）。UCTIA1*28 基因多态性（TA）$_6$/（CTA）$_6$ 型，UGTIA1*6 基因多态性 G/A 型。检测 *KRAS* 基因，发现 2 号外显子突变，检测 *NRAS* 基因、*BRAF* 基因，未发现突变。

（3）术后化疗：2019 年 12 月 3 日、12 月 26 日继续给予患者"FOLFIRI"方案化疗 2 周期。2019 年 12 月 29 日复查 CT 提示（图 4-39）肝脏新增多发结节，考虑转移；双肺结节增大。疗效评价为 PD。患者放弃治疗。

2. 第二阶段诊疗经过

2020 年 4 月 13 日复查 CT 提示（图 4-40）肝脏病灶增大、增多；扫描范围内双肺结节增大；余未见明显变化。疗效评价为 PD。

本次诊断为直肠癌肝转移肺转移姑息切除术后（ypT$_3$N$_{2b}$M$_{1b}$ ⅣB 期），肝转移，双肺转移，ECOG 评分为 0 分；右眼失明义眼安装术后。

（1）二线治疗：2020 年 4 月患者开始行 XELOX 方案全身化疗联合贝伐珠单抗靶向治疗 8 周期。具体用药

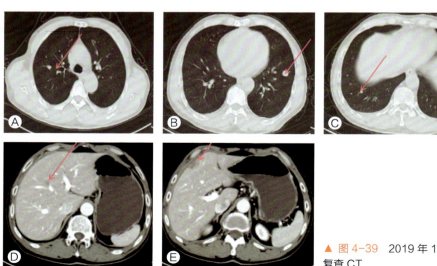

▲ 图 4-39　2019 年 12 月 29 日复查 CT

为奥沙利铂 230mg×8，贝伐珠单抗 500mg×8，卡培他滨 42g×8，用药期间消化道反应 1 级，对症治疗好转。2020 年 8 月 12 日疗效评价为 SD。2020 年 12 月 11 日疗效评价为 PD（图 4-41）。

（2）三线治疗：2020 年 12 月给予患者呋喹替尼（5mg/d）靶向治疗联合 PD-1 单抗（卡瑞利珠单抗，每次 200mg）免疫治疗 4 周期。后

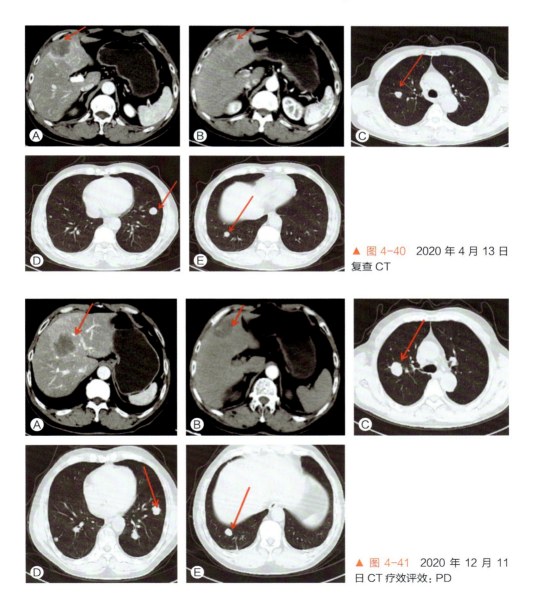

▲ 图 4-40　2020 年 4 月 13 日复查 CT

▲ 图 4-41　2020 年 12 月 11 日 CT 疗效评效：PD

续继续给予呋喹替尼靶向治疗联合PD-1（卡瑞利珠单抗）免疫治疗6周期。具体用药剂量为卡瑞利珠单抗200mg×10，呋喹替尼5mg/d。2021年7月25日（第9周期后）复查CT（图4-42）评估疗效。治疗期间肿瘤标志物变化见图4-43。

【总结】

1. 治疗回顾

患者治疗经过如下：① 2019年6

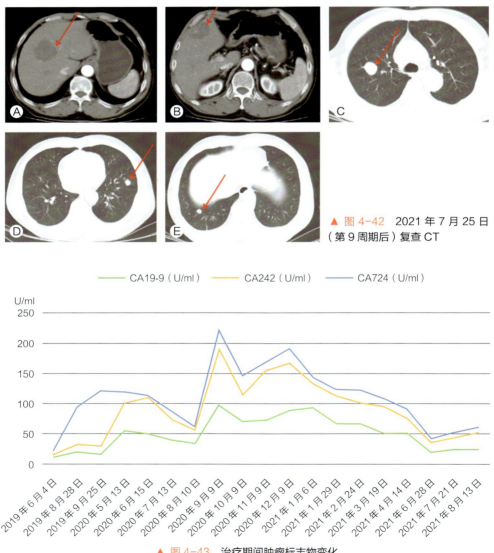

▲ 图4-42　2021年7月25日（第9周期后）复查CT

▲ 图4-43　治疗期间肿瘤标志物变化

月 5 日采用"FOLFIRI"方案新辅助治疗 5 周期；② 2019 年 10 月 16 日行腹腔镜直肠癌根治术（Miles）＋肝转移灶切除术；③ 2019 年 12 月 3 日术后采用"FOLFIRI"方案治疗 2 周期；④ 2020 年 4 月二线治疗采用"XELOX＋贝伐珠单抗"方案治疗 8 周期；⑤ 2020 年 12 月至 2021 年 8 月三线治疗采用"呋喹替尼＋卡瑞利珠单抗"治疗。

2. 结论

晚期肠癌治疗的原则包括以目标为导向制订治疗方案、全程管理的原则、MDT 的原则。该患者系直肠癌同时肝、肺转移，初治属于潜在可切除，术前"FOLFIRI"方案化疗 5 周期，术后病理提示肿瘤退缩分级属于 3 级（反应不良），术后应更换治疗方案。

REGONIVO 研究显示，对于 MSS 型晚期肠癌，应用免疫检查点抑制药联合抗血管生成小分子 TKI 能明显延长生存期，该患者三线应用呋喹替尼靶向治疗联合 PD-1（卡瑞利珠单抗）免疫治疗 PFS 达到 8 个月，取得了较好的疗效。研究证实，晚期肠癌患者生存期与治疗线数正相关，因此在患者体力状态允许的情况下，应全程管理，合理布局。

（杨牡丹　徐　舟　刘　娟）

七、晚期肠癌免疫治疗病例

【病例概述】

患者，女性，56 岁。身高为 160cm，体重为 62kg，体表面积为 1.66m²，ECOG 评分为 1 分。2018 年 10 月因"稀便伴腹痛"就诊。2018 年 11 月 29 日结肠镜示距肛门 75cm 处可见环状菜花样隆起，表面结节样充血。病理检查结果提示腺癌。2018 年 12 月 CT 示左肺上叶钙斑，左肺下叶局限性肺气肿，右侧升结肠占位，考虑恶性，累及浆膜层及末端回肠、阑尾，伴周围多个小淋巴结（$cT_{4b}N_+M_0$）。2018 年 12 月 17 日患者行"剖腹探查、右半结肠切除术"。术后病理提示右半结肠腺癌Ⅱ～Ⅲ级，部分区域为黏液腺癌，溃疡型，肿物大小为 9cm×6cm×3.5cm，浸润肠壁达外膜下，脉管内可见癌栓，未见明确神经侵犯，Eber（－），MLH1（＋），PMS2（－），MSH2（＋），MSH6（＋），Ki-67（约 80%＋），P53（野生型＋），AE1/AE3（＋），CK7（－），CK20（弱 ±），CDX-2（灶性 ＋），SATB2（灶性 ＋），Syn（－），CgA（－），CD56（－）。上切缘、下切缘、环周切缘及网膜组织未见癌。送检淋巴结转移性癌（4/14）。根据术后病理分期为 $pT_3N_2M_0$ ⅢB 期，应行术后辅助化疗，但患者拒绝行辅助治疗。

【诊疗经过】

1. 诊断经过

患者 2019 年 8 月出现上腹痛伴腹胀。2019 年 10 月胃镜提示十二指肠乳头明显肿胀，可见大小约 3cm×2cm 的黏膜不规则隆起，质脆。病理会诊提示十二指肠低分化腺癌，dMMR；CD56（−）、AE1/AE3（+）、Syn（−）、CgA（−）、Ki-67（90%+）、MLH1（+）、PMS2（−）、MSH2（+）、MSH6（+）、PD-L1（SP142）（免疫细胞 5%+），Her-2（0）。Kras 基因发现 2 号外显子突变，Nras 基因及 Braf 基因未发现突变。2019 年 10 月 25 日 CT 检查示（图 4-44）十二指肠水平段肿块样增厚，3.1 cm×7.2cm，考虑恶性；肠周及腹膜后多发肿大淋巴结，1.6cm×1.4cm，考虑转移。

患者肠癌术后不足 1 年，术后病理分期较晚，有多个淋巴结转移。根据影像学检查考虑系结肠癌术后腹腔淋巴结转移压迫十二指肠，并由外向内侵犯十二指肠。同时十二指肠活检病理与肠癌术后病理也具有一致性，均为腺癌，均为 dMMR、MLH1（+）、PMS2（−）、MSH2（+）、MSH6（+）。因此，经 MDT 讨论，诊断为右半结肠腺癌术后，Kras 突变型，dMMR，腹腔多发淋巴结转移，ECOG 评分为 1 分。

2. 手术治疗

患者坚决要求手术治疗，于 2019 年 11 月 1 日行剖腹探查术，术中见小肠广泛粘连，十二指肠水平段可见大小约 5cm×3cm 的肿物，与周围组织粘连紧密，肠周及腹膜后多发肿大淋巴结，行"粘连松解、胃肠吻合术"。

患者 2019 年 11 月下旬出现皮肤巩膜黄染。2019 年 11 月 25 日 MRI 检查提示（图 4-45）胰头及钩突病变，大小为 6.3cm×4.0cm，考虑恶性，致低位胆道梗阻，侵犯邻近十二指肠可能。胰头旁、肝门区、肠系膜根部、腹膜后多发淋巴结肿大，达 2.8cm×1.7cm，考虑转移。

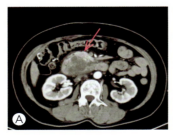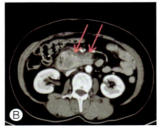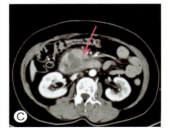

▲ 图 4-44　2019 年 10 月 25 日 CT 检查

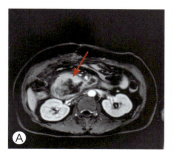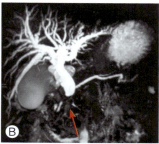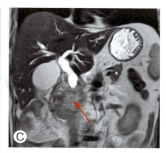

▲ 图 4-45　2019 年 11 月 25 日 MRI 检查

3. 一线治疗

患者于 2019 年 12 月 3 日行 PTCD 术。2019 年 12 月 18 日至 2020 年 2 月 4 日行 XELOX 方案治疗 3 周期，具体用药为奥沙利铂 130mg/m²，静脉滴注，第 1 天应用；卡培他滨 1000mg/m²，口服，每天 2 次，第 1～14 天应用。

患者 2020 年 2 月 26 日 CT 检查示（图 4-46）十二指肠水平段肿块较前增大，达 4.9cm×7.2cm，肠周及腹膜后多发转移淋巴结，达 2.0cm×

1.7cm，部分较前增大。疗效评价为 PD。

4. 二线治疗

2020 年 2 月 27 日至 2020 年 4 月 9 日，予以患者 mXELIRI+ 贝伐珠单抗治疗 3 周期，具体用药为伊立替康 200mg/m²，静脉滴注，第 1 天应用；卡培他滨 800mg/m²，口服，每天 2 次，第 1～14 天应用。治疗过程中，患者出现消化道反应 Ⅱ 级，第 3 周期后出现粒细胞 Ⅳ 度减少伴发热。2020 年 4 月 24 日 CT 检查示（图 4-47）十二指

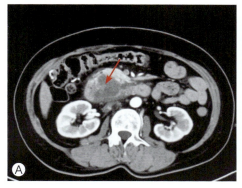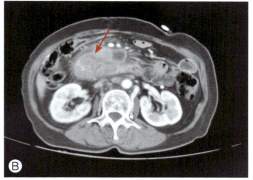

▲ 图 4-46　腹盆腔 CT

A. 2019 年 10 月 25 日腹盆腔 CT；B. 2020 年 2 月 26 日腹盆腔 CT

肠水平段肿块减小，为 3.5cm×2.0cm，十二指肠周及腹膜后淋巴结减小，为 1.2cm×1.0cm，双侧胸腔积液，新发盆腔积液。疗效评价为 PR。

2020 年 5 月 6 日至 2020 年 6 月 22 日，给予患者 mXELIRI+ 贝伐珠单抗治疗 3 周期。伊立替康减量 20%，并予聚乙二醇化重组人粒细胞刺激因子二级预防。治疗过程中患者消化道反应 Ⅱ 级，未再出现Ⅳ度骨髓抑制。

2020 年 7 月 13 日 CT 检查示（图 4-48）十二指肠水平段病变较前增大，达 4.2cm×2.5cm，十二指肠周及腹膜后见多发肿大淋巴结，盆腔及胸腔积液吸收。疗效评价为 PD。

5. 三线治疗

因经济原因，患者拒绝使用 PD-1 单抗及曲氟尿苷替匹嘧啶、瑞戈非尼及呋喹替尼，因此与患者及家属沟通后，2020 年 7 月 14 日至 2020 年 8 月

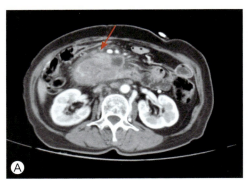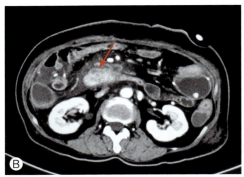

▲ 图 4-47 腹盆腔 CT
A. 2020 年 2 月 26 日腹盆腔 CT；B. 2020 年 4 月 24 日腹盆腔 CT

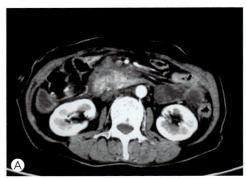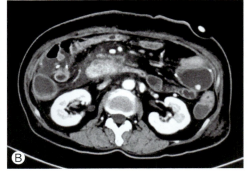

▲ 图 4-48 腹盆腔 CT
A. 2020 年 4 月 24 日腹盆腔 CT；B. 2020 年 7 月 13 日腹盆腔 CT

14 日给予 FOLFOXIRI+ 贝伐珠单抗治疗 3 周期，具体用药为：伊立替康 165mg/m^2，静脉滴注，第 1 天应用；奥沙利铂 85mg/m^2，静脉滴注，第 1 天应用；LV 400mg/m^2，静脉滴注，第 1 天应用，5-FU 2400～3200mg/m^2，持续泵入 48h；贝伐珠单抗 5mg/kg，静脉滴注；每 2 周为 1 周期。

患者于 2020 年 8 月 20 日出现肠梗阻，当地医院予以对症治疗。2020 年 9 月再次入院时 ECOG 评分为 2 分，轮椅推入病房。自 PTCD 术后，每天引流胆汁 400ml 左右。

2020 年 9 月 8 日 CT 检查示（图 4-49）十二指肠水平段病变较前略增大，达 5.3cm×2.7cm，周围淋巴结部分较前增大，短径为 1.3cm。疗效评价为 PD。

6. 四线治疗

2020 年 9 月 10 日至 2020 年 10

月 22 日，给予患者卡瑞利珠单抗治疗 3 周期。第 1 周期后，患者精神、食欲明显改善，胆汁引流管未再引流出胆汁，胆道造影提示胆管通畅。第 2 周期后拔除 PTCD 管。体重恢复至病前。RCCEP 评级为 3 级（图 4-50），第 3 周期开始联合阿帕替尼 1/4 片（62.5mg），口服，每天 1 次。2020 年 11 月 15 日复查 CT 示（图 4-51）十二指肠水平段病变较前缩小，为 3.4cm×1.5cm，周围及腹膜后淋巴结较前缩小，短径为 0.5cm。疗效评价为 PR。

2020 年 11 月 19 日至 2021 年 7 月 23 日继续阿帕替尼 + 卡瑞利珠单抗治疗 11 周期。RCCEP 评级为 1 级，ECOG 评分为 0 分。2021 年 4 月 21 日 MSI 检测示 MSI-H 型（BAT25、BAT26、D2S123、D5S346、D17S250

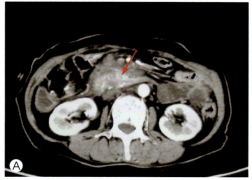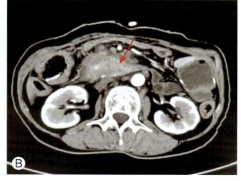

▲ 图 4-49 腹盆腔 CT
A. 2020 年 7 月 13 日腹盆腔 CT；B. 2020 年 9 月 8 日腹盆腔 CT

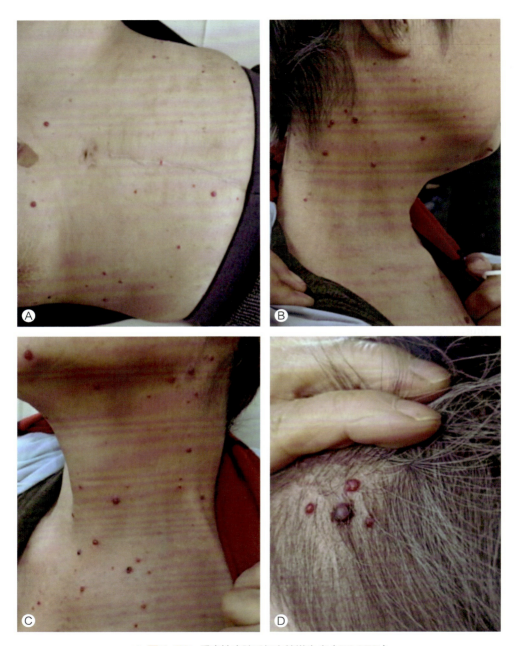

▲ 图 4-50　反应性皮肤毛细血管增生症（RCCEP）

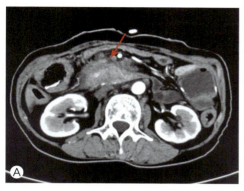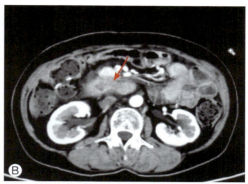

▲ 图 4-51　腹盆腔 CT
A. 2020 年 9 月 8 日腹盆腔 CT；B. 2020 年 11 月 15 日腹盆腔 CT

不稳定）。治疗过程中，患者出现甲状腺功能减退 G2，给予左甲状腺素钠片（50μg，每天 1 次）治疗。复查 TSH 及 FT$_4$ 基本正常。2021 年 7 月 22 日 CT 检查（图 4-52）示十二指肠水平段病变及淋巴结较前缩小，周围渗出性病变范围减小，腹腔积液吸收。疗效评价为维持 PR。2018 年 12 月 7 日至 2021 年 1 月 19 日肿瘤标志物变化见图 4-53。

【总结】

MSI-H 的晚期肠癌患者对免疫治疗敏感，目前 CSCO 指南推荐 MSI-H 的晚期肠癌患者优先进行免疫治疗。不论几线治疗，患者都有可能从中获益。

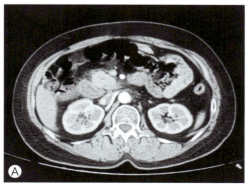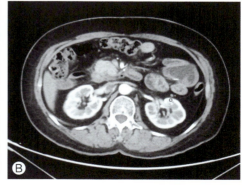

▲ 图 4-52　腹盆腔 CT
A. 2020 年 4 月 24 日腹盆腔 CT；B. 2020 年 7 月 22 日腹盆腔 CT

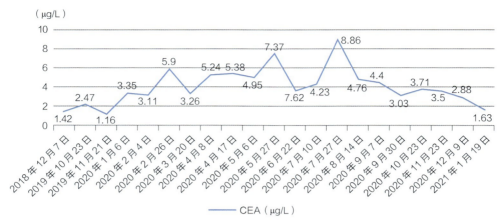

▲ 图 4-53　肿瘤标志物 CEA 变化

（刘晓玲　卢宏霞　吕彩霞　杨牡丹）

八、直肠癌同时合并胃肠道间质瘤病例

【病例概述】

患者，男性，52 岁。身高 175cm，体重 68kg，ECOG 评分为 1 分。2016年 9 月初出现腹部憋胀不适，伴钝性疼痛。彩超提示腹盆腔大网膜及其系膜内多发占位，恶性可能；肠镜提示距肛门 8～10cm 处直肠左前壁结节样肿物生长，活检病理提示腺癌Ⅱ级。基因检测提示 *KRAS* 及 *NRAS*、*BRAF* 均未见突变。肿瘤标志物（CEA、CA19-9、AFP 等）均阴性。2016 年 9 月 28 日 CT 检查示（图 4-54）腹盆腔弥漫病灶，考虑转移。诊断为直肠癌（$cT_XN_XM_1$ Ⅳ期），腹盆腔广泛转移，ECOG 评分为 1 分。

【诊疗经过】

患者于 2016 年 10 月 9 日行"mFO-LFOX6+ 西妥昔单抗"治疗。具体用药为奥沙利铂 150mg，第 1 天应用；亚叶酸钙 600mg，第 1 天应用；氟尿嘧啶 4.5g（0.5g 静脉滴注，第 1 天应用；4g 连续静脉滴注 46h）；西妥昔单抗 800mg，第 1 天应用。

结直肠癌转移一般首先转移至肝、肺、腹腔淋巴结等，多不会首先出现于腹腔系膜、网膜、肠管弥漫软组织病灶。因此我们化疗同时给患者行腹腔淋巴结穿刺活检。穿刺活检病理回报（2016 年 10 月 10 日）提示纤维组织中见片状浆样细胞。免疫组化显示 AE1/AE3（－），CD20（－），CD3（－），

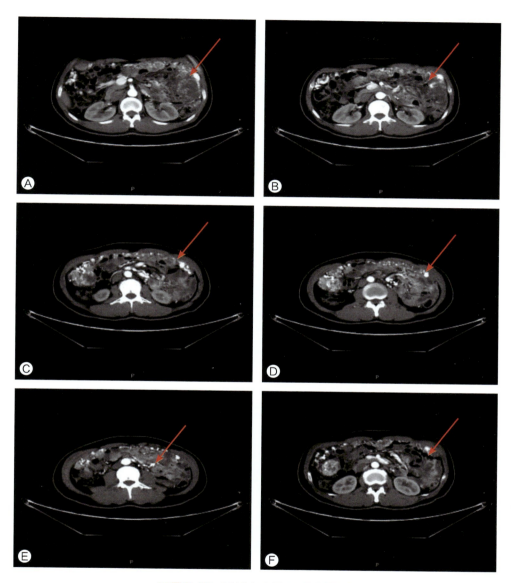

▲ 图 4-54　2016 年 9 月 28 日 CT 检查

CD38（－），CD138（－），CAM5.2（－），Ki-67（约 10%+），κ（－），λ（－），AFP（－），CD117（+），Desmin（－），S100（－），Syn（－），CGA（部分弱 +），P63（－），CD56（－），Calretinin（－），Hepatocyte（－），CD34（－），Dog-1（+），Vimentin（+），MPO（－），LCA（－）；符合胃肠道间质瘤。基因检测显

示检测 C-kit 基因 9、11、13、17 外显子，发现 11 外显子突变（L576P）；检测 PDGFRa 基因 12、18 外显子未发现突变。修正诊断为直肠癌（cT$_x$N$_x$M$_x$）；胃肠道间质瘤，腹盆腔广泛转移。

患者 2016 年 11 月 7 日 PET/CT 检查提示盆腹腔、腹膜后多发高代谢肿物及结节，伴部分肠壁受累，考虑恶性肿瘤，结合病史符合恶性间质瘤多发转移；直肠上段局部肠壁增厚倾向盆腔肿物侵犯所致，不除外原发肿瘤；盆腹腔少量积液；左肺上叶小结节。2016 年 11 月 7 日请上级医院会诊，腹腔穿刺病理提示符合胃肠道间质瘤（GIST），DOG-1（+），CD117（+），CD34（+），PDGFRa（+）。

2016 年 11 月 19 日患者开始口服伊马替尼 400mg/d，用药后腹部憋胀、疼痛症状较前减轻，不良反应为轻度水肿。2017 年 1 月 3 日复查 CT 示（图4-55）腹盆腔病灶较前明显缩小。

2017 年 3 月 16 日行剖腹探查、腹腔间质瘤切除、直肠低位前切除术。术中见腹盆腔腹膜、大网膜、肠系膜多发肿物，质脆易出血，较大者位于回肠肠壁，直径约 6cm，因难以根治性切除，改行间质瘤部分切除、减瘤手术。直肠肿瘤位于腹膜反折处，直径约 2cm，未浸透浆膜。术后病理提示：①腹腔肿物切除、伊马替尼治疗后，小肠间质瘤大小为 5cm×4.5cm×2.5cm，伴出血及坏死，符合治疗后改变；核分裂为 1/50HPF；未见脉管瘤栓；肿瘤位于固有肌层及浆膜层；网膜上可见多枚胃肠道间质瘤结节，直径为 1～3mm，部分伴显著出血及退变坏死，符合治疗后改变；免疫组化结果显示 CD117（+），CD34（部分 +），Desmin（−），DOG1（+），Ki-67（3%+），S100（−），SMA（−）。②直肠切除，溃疡型中低分化腺癌，大小为 1.3cm×1cm×0.2cm；癌浸润至浆膜下纤维脂肪组织；可见脉管瘤栓，未见神经侵犯；近端、远端未见癌；环周切缘见间质瘤 1 枚，未见癌；淋巴结可见癌转移（肠周 3/8），另见癌结节 2 枚，间质瘤 1 枚；肿瘤病理分期为 pT$_3$N$_2$；免疫组化结果显示 BRAF（−），Cmet（++），EGFR（++），Her-2（+++），Ki-67（50%～75%+），MLH1（+），MSH2（+），MSH6（+），PMS2（+）。诊断为直肠溃疡型中低分化腺癌术后（pT$_3$N$_{2a}$M$_0$，ⅢB 期），ECOG 评分为 1 分；小肠间质瘤广泛转移减瘤术后。

术后 2 周继续应用伊马替尼 400mg 口服，每天 1 次。术后 4 周开始应用"XELOX"辅助化疗，共 6 周

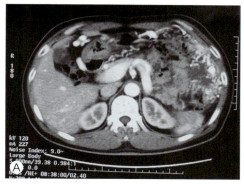
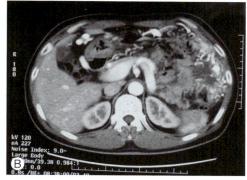
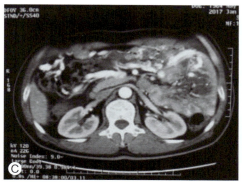
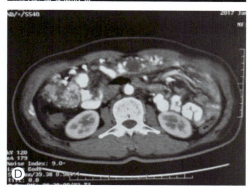
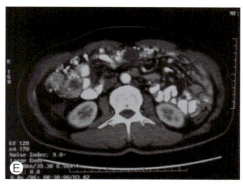

▲ 图 4-55　2017 年 1 月 3 日 CT 检查

期。末次化疗时间为 2017 年 8 月 9 日。2018 年 3 月 19 日 CT 检查示（图 4-56）腹盆腔病灶稳定，双肺转移。疗效评价为 PD。

目前患者诊断为直肠癌术后，双肺转移，Ⅳ期，ECOG 评分为 0 分；胃肠间质瘤广泛转移减瘤术后。继续给予患者口服伊马替尼治疗，密切观察肺部病灶变化。2018 年 5 月 31 日 CT 检查（图 4-57）示腹盆腔病灶稳定，双

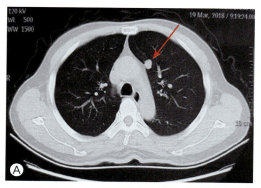
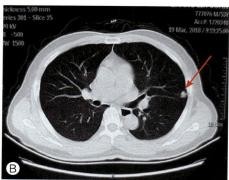
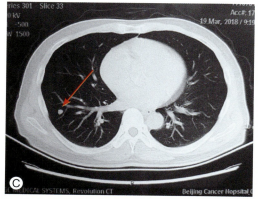

▲ 图 4-56　2018 年 3 月 19 日 CT 检查

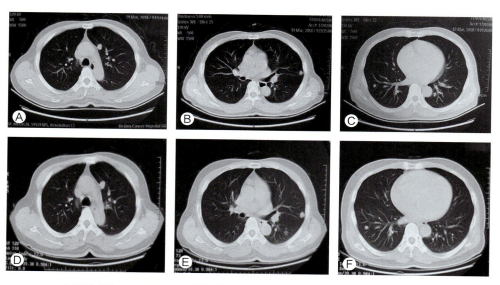

▲ 图 4-57　2018 年 3 月 CT 检查（A～C）; 2018 年 5 月 CT 检查（D～F）

肺转移灶较前增大。疗效评价为 PD。

给予患者卡培他滨 1.5g，每天 2 次，第 1～14 天应用，每 21 天为 1 周期，并继续给予患者伊马替尼 400mg/d。2018 年 8 月及 2018 年 11 月复查 CT 均提示双肺及腹腔病灶稳定。2019 年 1 月复查 CT 提示（图 4-58）双肺多发转移结节较前增大，腹膜病灶较前稳定。疗效评价为 PD。2019 年 4 月复查 CT 提示（图 4-59）双肺多发转移结节较前增大，腹膜结节较前稳定。疗效评价为 PD。

2019 年 6 月给予患者"mXELIRI"

方案全身化疗 2 周期。具体为：依立替康 200mg/m²，第 1 天应用，卡培他滨 0.8g/m²，每天 2 次；每 21 天为 1 周期。继续服用伊马替尼 400mg/d。2019 年 8 月复查 CT 提示（图 4-60）双肺转移灶较前增大，并出现新发病灶。疗效评价为 PD。

2019 年 8 月 9 日给予左下肺病灶 CT 引导下穿刺活检。病理提示转移性腺癌。2019 年 8 月 23 日起给予"XELOX"方案联合贝伐珠单抗靶向治疗 3 周期，并继续服用伊马替尼。2019 年 10 月 15 日复查 CT 示左肺下

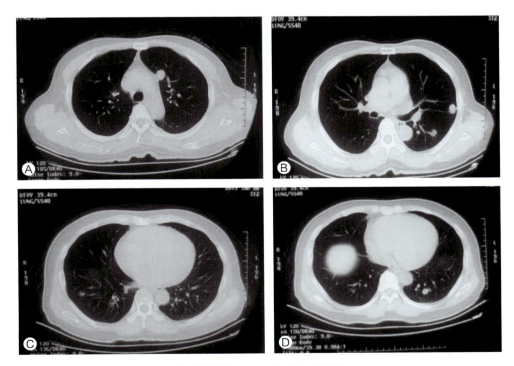

▲ 图 4-58　2019 年 1 月 CT 检查

209

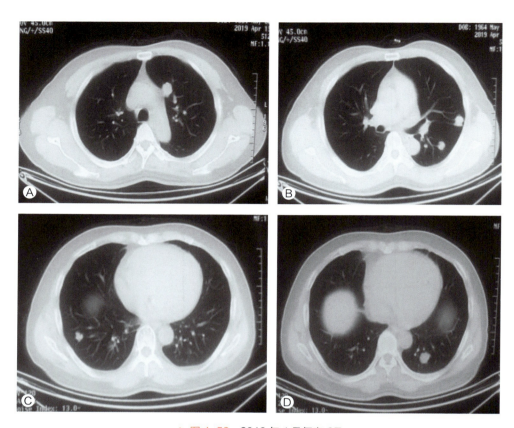

▲ 图 4-59　2019 年 4 月复查 CT

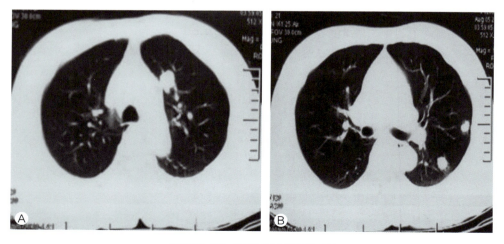

▲ 图 4-60　2019 年 8 月复查 CT

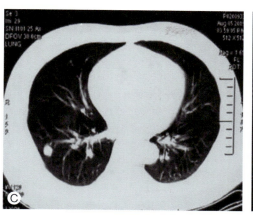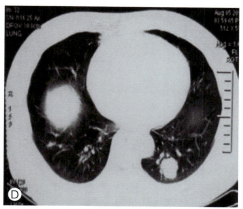

▲ 图 4-60（续）2019 年 8 月复查 CT

叶较大结节变化不大；余双肺多发转移结节缩小；腹腔病灶稳定。2019 年 12 月患者因血小板 Ⅱ 度降低，停止化疗及贝伐珠单抗，继续伊马替尼治疗。2020 年 1 月行左肺下叶病灶消融术。截至 2020 年 5 月患者一般情况好，无明显不适，ECOG 评分为 0 分。

【总结】

临床思维一定不能被局限。如果临床上遇到客观检查结果与诊断、疾病的一般规律不符合的情况，一定要进行多学科会诊，尽可能取得原发灶及转移灶的病理诊断。直肠癌肺转移相对惰性，生长缓慢，因而不能完全参考其他部位（肝脏、腹膜等）转移的治疗模式。

伊马替尼是小分子酪氨酸激酶抑制药，靶向结合 Kit 及 PDGFA，通过抑制酪氨酸激酶阻止其下游致癌基因启动。对于患者持续口服伊马替尼是否对直肠癌也有控制作用，期待进一步基础及临床研究证实。

（杨牡丹　徐　舟　刘　娟　刘晓玲）

九、结肠癌骨髓转移病例

【病例概述】

患者，女性，64 岁，因"确诊乙状结肠癌 1 年、腰痛 20 天"入院。PS 评分为 1 分。CT 提示椎体、髂骨、胸骨、双侧肋骨多发转移（图 4-61）。血常规检查和血生化检查结果见表 4-3 和表 4-4。骨髓穿刺检查提示骨髓转移瘤（图 4-62）。

【鉴别诊断】

经常表现为全血细胞减少的疾病

表 4-3　血常规检查结果

指　标	入院时	参考值
WBC（10^9/L）	3.42	3.5～9.5
RBC（10^{12}/L）	2.00	4.3～5.8
Hb（g/L）	60	130～175
MCV（fl）	82.5	82～100
MCH（pg）	30	27～34
MCHC（g/L）	364	316～354
PLT（10^9/L）	30	125～350

表 4-4　血生化检查结果

指　标	入院时	参考值
血清铁（μmol/L）	46.91	10.6～36.7
血清转铁蛋白（g/L）	2.14	2～4
血清铁蛋白（ng/ml）	＞2000	30～400
维生素 B_{12}（pmol/L）	320.60	145～569
叶酸（nmol/L）	27.50	8.83～60.8

有再生障碍性贫血、恶性淋巴瘤、阵发性睡眠性血红蛋白尿、巨幼细胞性贫血、脾功能亢进、恶性组织细胞病、骨髓纤维化、毛细胞白血病及急性造血功能停滞。有时表现为全血细胞减少的疾病有自身免疫病、骨髓增生异常综合征、骨转移性肿瘤、多发性骨髓瘤、巨球蛋白血症、缺铁性贫血及肾性贫血。以下简述几种较常见疾病特征。

再生障碍性贫血的特征为：①贫血和血红蛋白尿；②溶血的表现（黄疸，间接胆红素增高）；③血栓形成；④网织红细胞多增高，可高达20%～30%；⑤BM 增生，可伴有病态造血；⑥Rouse，糖水，Ham、蛇毒因子试验阳性；⑦CD55、CD59 降低；⑧可有肝脾大；⑨AA-PNH 综合征。

阵发性睡眠性血红蛋白尿症（PNH）的特征为：①出血、贫血、感染三大

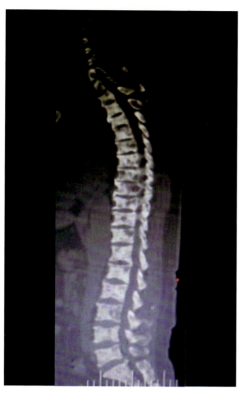

▲ 图 4-61　CT 图像

临床表现；②全血细胞减少，网织红细胞绝对值减少，淋巴比值相对增高；③一般无肝脾大；④骨髓至少 1 个部位增生减低，巨核细胞明显减少，非造血成分增多；⑤能除外如 MDS-RA、急性造血功能停滞等；⑥一般的抗贫血药物无效。

巨幼细胞性贫血的特征为：①贫血、黄疸、神经系统症状；②呈大细胞正色素贫血，MCV 常 > 100fl，MCH 常 > 32pg；③BM 增生活跃，巨幼变，核分叶过多；④血清叶酸、维生素 B_{12} 水平低下。

脾功能亢进的特征为：①往往有原发病因；②脾大，与脾亢程度不一定成正比；③晚期患者则全血细胞减少；④BM 增生活跃，细胞成熟障碍；

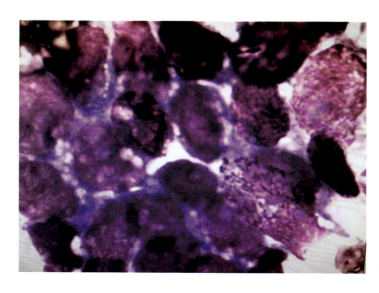

◄ 图 4-62　骨髓转移瘤

⑤脾切除有效。

骨髓纤维化的特征为：①脾大，呈巨脾，可有肝大，门静脉高压；②全血细胞减少，见幼红、幼粒；③骨质硬有干抽现象，活检纤维组织增生；④BM 早期增生活跃，晚期增生降低；⑤肝脾穿刺见造血现象即髓外造血；⑥X 线骨质硬化现象，骨质致密度不均匀增加；⑦放射性核素扫描，肝脾显影增强。

恶性组织细胞病（恶组）的特征为：①组织细胞恶性疾病；②起病急进展快，往往有肝脾淋巴结肿大；③高热、贫血、出血，肝损害明显；④BM 可见到异常组织细胞，需多次穿刺；⑤BM 中有噬血现象；⑥肝脾淋巴结或其他受累组织中可找到组织细胞。

急性造血功能停滞的特征为：①常见病因为溶血、感染、药物、营养不良；②贫血严重，不同程度的白细胞、血小板减少，酷似再生障碍性贫血；③网织红细胞为 0 或显著减少；④BM 增生活跃或降低，但红系明显受抑；⑤BM 中可见巨原红细胞；⑥预后较好。

骨髓转移癌的特征为：①有恶性肿瘤病史；②三系或两系不同程度降低；③诊断依赖于骨髓细胞学检查，多部位穿刺可提高诊断率。出现干抽或抽出物为血水样，可作为参考指标之一；④临床不明原因的贫血、骨痛、血小板减少、发热、出血、消瘦等，无法用以原发肿瘤解释，应怀疑该病。

【总结】

消化道恶性肿瘤出现骨髓转移不常见，常见转移病种包括肾癌、前列腺癌及乳腺癌、肺癌等肿瘤类型。本病例重点讲解了恶性肿瘤骨髓转移的鉴别诊断，骨髓转移的金标准为骨髓穿刺活检。

（杨 波 王 瑜）

十、晚期结肠癌典型病例

【病例概述】

患者，女性，66 岁，ECOG 评分为 2 分。患者于 2015 年 7 月 28 日行右半结肠切除及肝脏转移瘤射频消融术。术后病理提示回盲部溃疡型中 - 低分化腺癌，肿瘤大小为 3.5cm×3cm×3cm，癌组织侵至肠壁浆膜下层，侵及回盲瓣及阑尾。结肠及回肠切缘均未见癌。肠周淋巴结见转移癌（6/13）。免疫组化结果显示 Ki-67（80%+），HER-1（++），MSH6（90%+），PDGFA（+），MSH2（90%+），MLH1（90%+），PMS2（90%+），Her-2（++）。因患者体质差，术后未行放化疗。2016 年 3

月 25 日复查上腹部 CT 示肝内多发低密度灶，考虑转移瘤。肿瘤标志物升高。因患者体质较差，拒绝化疗，在门诊口服中药治疗，经治疗患者体质较前明显改善，故于 2016 年 5 月开始门诊口服替吉奥化疗 6 周期，具体用药为 40mg，每天 2 次，第 1～14 天应用，每 21 天为 1 周期。疗效评价为 SD。2017 年 3 月复查发现肺转移，颈部、腋下、纵隔淋巴结转移，肝转移瘤增大，提示病情进展。故于 2017 年 4 月 6 日至 2017 年 7 月 5 日行 FOLFOX4 方案姑息化疗 4 周期，具体用药为 OXA150mg，静脉滴注，第 1 天应用；CF200mg, 静脉滴注，第 1～2 天应用；5-FU 0.5g 静脉滴注，第 1～2 天应用；5-FU 2.5g 连续静脉滴注 44h；每 14 天为 1 周期。疗效评价为 SD。

【诊疗经过】

1. 诊断经过

患者于 2018 年 3 月因"干咳 2 个月"入院。入院证见干咳少痰、乏力纳差，精神尚可，面色无华，二便正常，舌淡胖苔白，脉弦细。既往高血压病史 20 余年，血压最高达 160/100mmHg。口服硝苯地平缓释片 10mg，每天 2 次；阿司匹林肠溶片 100mg，每天 1 次。

否认家族遗传病病史。

入院后完善实验室检查，提示 CEA、CA19-9 增高（图 4-63）。胸部 CT（图 4-64）提示：①右侧胸腔转移瘤；②双肺多发转移瘤，与 2017 年 6 月 28 日比较，病灶增多增大；③纵隔淋巴结转移；④胸椎单发成骨性转移瘤；⑤心包积液；⑥冠状动脉钙化，提示冠心病。上腹部 CT

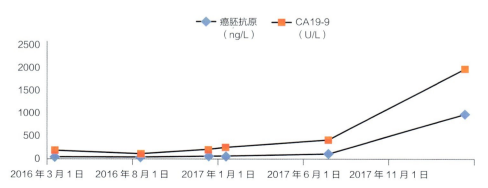

▲ 图 4-63 肿瘤标志物变化（2016 年 3 月 1 日至 2017 年 11 月 1 日）

215

（图 4-65）提示肝脏多发转移瘤，结肠癌术后改变。

2. 治疗经过

患者后续治疗方案为全身治疗、靶向治疗、中医治疗。阿帕替尼治疗晚期结直肠癌疗效比较见表 4-5。具体西医治疗情况见表 4-6。

中医治疗采用了中成药和中草药治疗。中成药用于健脾益肾、化瘀解毒，具体用药为养正消积胶囊，口服，一次 4 粒，每天 3 次。中草药用于健脾化痰，软坚散结，采用参苓白术散加减，方药如下：黄芪 20g，党参 15g，麸炒白术 15g，茯苓 15g，陈皮 9g，清半

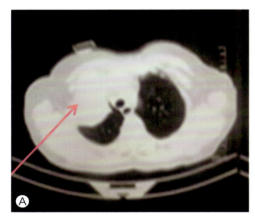
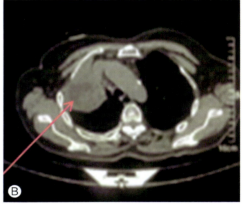

▲ 图 4-64 胸部 CT 检查（2018 年 3 月 5 日）

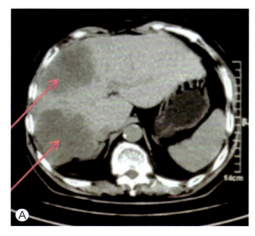
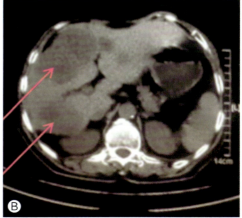

▲ 图 4-65 上腹部 CT 检查（2018 年 3 月 5 日）

表 4-5　小分子 TKI 药物治疗晚期结直肠癌疗效比较

	阿帕替尼 Ⅰ 期	阿帕替尼 Ⅱ 期		瑞戈非尼 Ⅲ 期（CORRECT）
		500mg，每天 1 次	750mg，每天 1 次	
不可评价（n）	1	3	4	
CR（n）	0	0	0	0
PR（n）	2	0	1	5
SD（n）	15	10	5	202
PD（n）	7	7	10	
未评价即死亡	1	0	0	
客观反应率	6.3%	0.0%	0.0%	1.0%
疾病控制率	53.1%	50.0%	30.0%	41.0%

TKI. 酪氨酸激酶抑制药；CR. 完全缓解；PR. 部分缓解；SD. 疾病稳定；PD. 疾病进展

表 4-6　西医治疗方案

日　期	用药情况	不良反应	疗效评价
2018 年 3 月 17 日	• 阿帕替尼 250mg，口服，每天 1 次 • 卡培他滨 1.5g，口服，每天 2 次，第 1～14 天，每 21 天为 1 周期	口腔溃疡（3 级）	PR
2018 年 4 月 7 日	• 阿帕替尼 250mg，口服，每天 1 次 • 卡培他滨早 1.5g、晚 1.0g，口服，第 1～14 天，每 21 天为 1 周期	• 乏力（轻度） • 口腔溃疡（2 级）	PR
2018 年 7 月 3 日	• 阿帕替尼 250mg，口服，第 1～5 天，每 7 天为 1 周期 • 卡培他滨 1.0g，口服，每天 2 次，第 1～14 天	• 乏力（中度） • 口腔溃疡（1 级）	PR

PR. 部分缓解

夏 9g，郁金 15g，醋鳖甲 25g，红景天 15g，焦神曲 10g，焦麦芽 10g，生甘草 6g；每天一剂，水煎服。

患者 2018 年 12 月 28 日复查，CEA、CA19-9 降低（图 4-66）。胸部 CT（图 4-67）示：双肺多发结节，考虑肺转移瘤；纵隔淋巴结转移；胸椎单发成骨性转移瘤；冠状动脉钙化，提示冠心病。上腹部 CT（图 4-68）提示肝脏多发转移瘤，结肠癌术后改变。

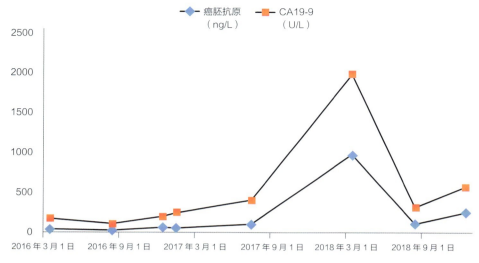

▲ 图 4-66　肿瘤标志物变化

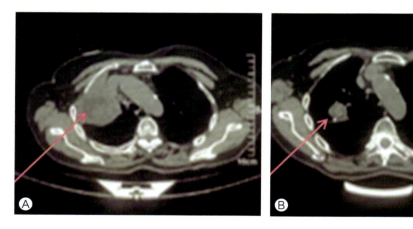

▲ 图 4-67　胸部 CT 检查

【总结】

1. 治疗回顾

患者于 2015 年 7 月 28 行右半结肠切除及肝脏转移瘤射频消融术。2016 年 5 月发现肝转移，给予替吉奥单药化疗 6 个周期 + 口服中药治疗。

疗效评价为 SD。2017 年 4 月 6 日发现肝转移瘤增大，给予 FOLFOX4 化疗 4 个周期 + 口服中药治疗。疗效评价为 SD。2018 年 3 月 6 日发现肺转移且肝转移瘤增大，给予阿帕替尼 + 卡培他滨 + 口服中药治疗。疗效评价

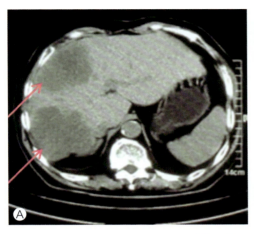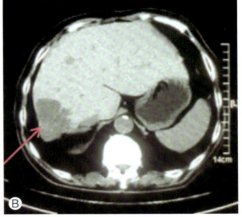

▲ 图 4-68　上腹部 CT 检查

为 PR。2019 年 2 月 26 日患者病情进展，拒绝治疗。

2. 结论

阿帕替尼联合卡培他滨对晚期结肠癌有很好的临床效果，但诊治过程中因患者依从性较差，不能严格按指南规范去治疗。因经济原因，最终患者放弃治疗，导致患者生存期缩短。对于晚期患者，根据患者的体质、经济情况、治疗意愿，采取一人一策的办法，会让患者有更大的获益。

中医在整个治疗中全程参与，与西医协同作战，发挥各自优势。治疗过程缺少 MDT 参与，这也是基层医院存在的普遍问题，还需进一步研究解决。

（张占军　栗书元　王贝贝）

十一、直肠癌同时性肝转移病例

【病例概述】

患者，男性，69 岁。身高为 167cm，体重为 65kg，ECOG 评分为 1 分。2019 年 11 月因"大便带血 1 个月"入院。患者于入院 1 个月前出现大便次数较前增多，每天 7～8 次，伴有大便带血，里急后重，肠镜检查结果提示直肠肿物，后就诊于胃肠外科。既往史及家族史无特殊。

【诊疗经过】

1. 诊断经过

患者 2019 年 11 月 8 日盆腔 MR（图 4-69）提示直肠近乙状结肠占位，盆腔 MR（图 4-70）提示直肠周围多发淋巴结，考虑转移。腹部 CT（图 4-71）

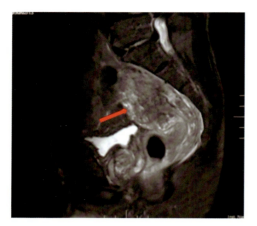

▲ 图 4-69　2019 年 11 月 8 日盆腔 MR

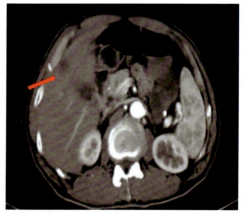

▲ 图 4-71　腹部 CT

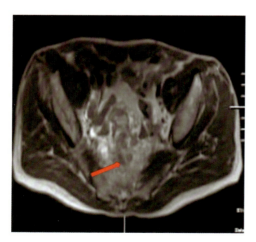

▲ 图 4-70　盆腔 MR

提示肝左叶低密度灶，考虑转移。

2. 手术治疗

患者于 2019 年 11 月 14 日行"腹腔镜下直肠癌根治术 + 肝转移灶切除术"。术后病理提示直肠溃疡型中分化腺癌，癌细胞浸透肠壁肌层达外膜下脂肪组织，可见脉管内癌栓；送检

下、上切缘均未见癌细胞累及；肠周淋巴结（7/22，另见癌结节 2 枚）可见转移性癌。肝肿物结合形态学及免疫组化结果，考虑转移性腺癌，消化道来源。免疫组化结果示 MSH2（+），MSH6（+），PMS2（+），MLH1（+），CDX-2（+），CK20（+），Villin（+），Hep（-），GPC-3（-）。基因检测提示 RAS 基因野生型。患者被诊断为直肠癌术后（pT$_3$N$_2$M$_1$ Ⅳ期），肝转移术后。

3. 术后治疗

术后 1 个月（2019 年 12 月 20 日）完善上腹部增强磁共振（图 4-72），提示肝多发转移。诊断为直肠溃疡型中分化腺癌术后（pT$_3$N$_{2b}$M$_1$ Ⅳ期），多发肝转移，RAS 基因野生型，pMMR。治疗参考晚期结直肠癌姑息一线治疗方案（表 4-7）。

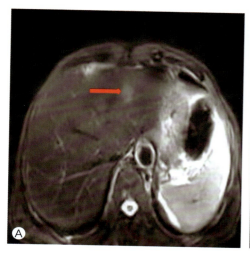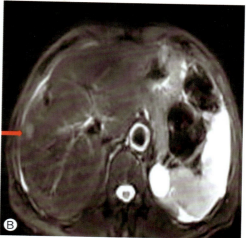

▲ 图 4-72　上腹部增强核磁提示肝多发转移

表 4-7　晚期结直肠癌姑息一线治疗方案（*RAS/BRAF* 野生型）

分　层		Ⅰ 级专家推荐	Ⅱ 级专家推荐	Ⅲ 级专家推荐
适合强烈治疗（*RAS/BRAF* 均野生型）	• 原发灶位于左侧结直肠 • 原发灶位于右侧结直肠	• FOLFOX/FOLF-IRI± 西妥昔单抗（1A 类证据） • CapeOx（1A 类证据） • FOLFOX/CapeOx/FOLFIRI± 贝伐珠单抗（1A 类证据）	• FOLFOX/CapeOx/FOLFIRI± 贝伐珠单抗（1A 类证据） • FOLFOXIRI± 贝伐珠单抗（1B 类证据） • FOLFOXIRI± 贝伐珠单抗（1B 类证据） • OLFOX/FOLFIRI± 西妥昔单抗（贝伐珠单抗有禁忌者）（2A 类证据）	其他局部治疗（3A 类证据）
不适合强烈治疗（*RAS/BRAF* 均野生型）	无	氟尿嘧啶类单药 ± 贝伐珠单抗（1A 类证据）	• 西妥昔单抗单药（左半结直肠）（2B 类证据） • 减量的两药化疗（FOLFOX/FOLFIRI）± 西妥昔单抗（2B 类证据） • 减量的两药化疗（FOLFOX/CapeOx/FOLFIRI）± 贝伐珠单抗（2B 类证据） • 免疫检查点抑制药（PD-1 单抗）（MSI-H 或 dMMR）1（2A 类证据）	

4. 治疗方案

患者于 2019 年 12 月 17 日开始西妥昔单抗联合奥沙利铂＋卡培他滨治疗 6 周期。具体用药为：西妥昔单抗首次 400mg/m² 静脉滴注，然后 250mg/m²，静脉滴注，每周 1 次；奥沙利铂 130mg/m² 静脉滴注＞ 2h，第 1 天应用；卡培他滨 1000mg/m²，口服，每天 2 次，第 1～14 天应用。疗效评价为 PR。图 4-73 为 2019 年 12 月 20 日术后 MR 基线检查；图 4-74 为 2020 年 4 月 22 日治疗 6 周期后 MR 检查。

【总结】

本例患者行基因检测，并根据检测结果行靶向治疗＋化疗，提高了治疗效果。病例不足之处为患者未行术前治疗，且患者术后依从性差，导致治疗延期，影响治疗效果。

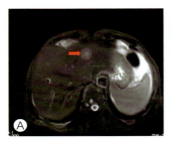 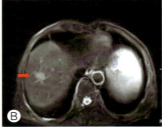 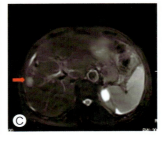

▲ 图 4-73 术后 MR 基线检查（2019 年 12 月 20 日）

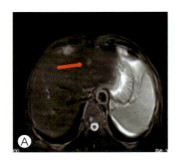 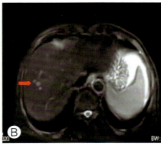 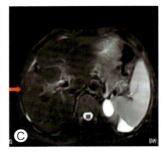

▲ 图 4-74 治疗 6 周期后 MR 检查（2020 年 4 月 22 日）

（马　宁）